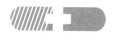

您会看病吗？

科学就诊知多少

主编 刘庆芬 侯黎莉

主审 杨青敏

U0295432

A
Scientific
Guideline
for
Healthcare

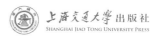

上海交通大学出版社
SHANGHAI JIAO TONG UNIVERSITY PRESS

内容提要

本书为大众就医科普读物，主题是"正确就诊，看对疾病"。在急诊和门诊有许多患者不知道该如何正确就医，如就诊时不带医保本，只拿就诊卡片；不填写正确的电话号码；跟医生交流抓不住重点等。本书的目的在于指导患者科学就诊，全书共分为五篇。前三篇分别介绍了院前、门诊常识和急诊就诊常识及自救技能，并对检验和医技检查相关问题进行了详细介绍。第四、五篇则从常见就诊症状和解剖部位出发，对常见疾病的病因及临床表现、伴随症状和就诊要点进行了阐述。特点是以科学的、通俗易懂的文字及图解分类法进行系统的知识传播。本书可供患者及家属阅读参考。

图书在版编目（CIP）数据

科学就诊知多少 / 刘庆芬，侯黎莉主编 . — 上海：上海交通大学出版社，2020

ISBN 978-7-313-23584-8

Ⅰ . ①科… Ⅱ . ①刘… ②侯… Ⅲ . ①疾病 – 诊疗 – 基本知识 Ⅳ . ① R4

中国版本图书馆 CIP 数据核字（2020）第 146505 号

科学就诊知多少
KEXUE JIUZHEN ZHI DUOSHAO

主　　编：刘庆芬　侯黎莉

出版发行：上海交通大学出版社　　　　　　　　地　　址：上海市番禺路 951 号

邮政编码：200030　　　　　　　　　　　　　　电　　话：021-64071208

印　　制：苏州市越洋印刷有限公司　　　　　　经　　销：全国新华书店

开　　本：880mm×1230mm 1/32　　　　　　 印　　张：7

字　　数：167 千字

版　　次：2020 年 10 月第 1 版　　　　　　　　印　　次：2020 年 10 月第 1 次印刷

书　　号：ISBN 978-7-313-23584-8

定　　价：48.00 元

前　言

当今社会"互联网+"时代的快速兴起，加上新型冠状病毒的肆虐，推动了各家医院看病方式的快速转变，网上预约挂号、自主挂号、网上问诊已成为新常态。那么，在"互联网+"时代，您真的会看病吗？您挂号的科室选对了吗？您看对医生了吗？院前急救、院内门诊的常识您都了解吗？

在临床工作中我们经常会遇到患者抱怨"看病难""看病贵"的问题，其原因很复杂，也引起我们的高度重视。如果能指导患者掌握基本的看病就医常识和急救常识，初步了解就诊症状等知识，让他们可以在最短的时间内挂对号、看对病，及时治疗，科学就诊，事半功倍就好了。因此，我们参考最新版的《疾病诊断学》《急救医学》《护理学》等教材，结合多年临床工作的经验，以篇、章、节为脉络，编写了这本《科学就诊知多少》。

本书阐述了科学就诊的相关流程、就诊技巧和常见疾病诊断预防相关知识，全书共分为五篇。第一篇主要介绍院前、门诊常识：包括院前就诊准备；"120"呼救方法；门诊就诊流程及医患交流方式等。第二篇介绍了急诊就诊常识及自救技能：急诊病情分级标准；急诊就诊常识；一些急诊重点疾病如急性心肌梗死、急性缺血性脑卒中的就诊流程；以及家庭急救知识和技能。第三篇化验、医技检查篇详细阐述了化验标本的采集；正常区间值、异常值与疾病；放射、超声检查注意事项等。第四篇从常见就诊症状出发，对

25 个常见疾病症状的病因及临床表现、伴随症状及就诊要点进行了详细说明。最后一篇为解剖部位与常见疾病：对头部、颈部、胸部、盆腔及四肢等解剖部位的主要器官功能、常见疾病及就诊科室进行了阐述。

本书从院外到院内、从急救到门诊、从化验到医技检查、从症状到疾病，层层深入，抽丝剥茧，每一章节的内容都经过精心设计，希望能给有需要的读者带来科学、正确的就诊指导，从而节约就诊时间。尤其是症状与疾病、解剖部位与疾病这两篇的内容，我们将深奥难懂的医学专著用通俗易懂的文字进行解读，希望能帮助读者更好地了解疾病、正确看病、维护健康。书中还用心制作了小贴士和卡通图片，希望能为读者增加阅读学习的兴趣。

这本书的完成，凝聚了多位临床护理专家及相关科室专家的心血，感谢他们在工作之余默默地付出；感谢他们无私奉献自己的专业知识、经验和智慧。感谢德高望重的资深护理专家、临床专业教授的审核指导。希望本书能够为"互联网+"医疗做出一些贡献。

最后，需要说明的是，医学科学还在持续地发展，医疗就诊方式也在不断地完善，看病的内容也将不断更新。由于编者水平有限，书中可能存在疏漏不当之处，恳请各位读者批评指正。部分就诊科室以当地就诊医院设置为准，如有疑问建议咨询医院疾病预检护士。

刘庆芬　侯黎莉

2020年7月

目 录

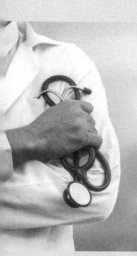

第一篇

院前、门诊常识

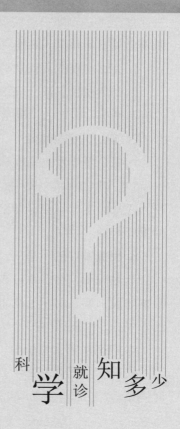

科 学 就诊 知 多少

第一章 看病院前常识

第一节 需不需要去医院

当身体出现不适时，首先要自我判断是否需要去医院看病。是先观察，还是立即去医院就诊，需要根据疾病的严重程度来判断。如果出现下列问题，不能犹豫，要立即去医院就诊。

1. 突然出现的器官功能受损

如突然视物不清，应该马上看眼科或神经内科医生。同理，突然听不见了，或四肢运动突然出现障碍，都需要立即就诊。

2. 不能忍受的疼痛

疼痛是身体发出的疾病预警，如果遇到疼痛无法忍受，应该尽快就诊，比如腹痛、胸痛、头痛。需要提示的是，即使你到了医院，通常医生也不会立即给你止痛，疼痛是预警，是了解身体状况的重要信号。

3. 反复发作的不适

老毛病了，忍忍就过去了，大部分的癌症就是这样度过了无人骚扰的前中期。对于反复出现的不适，应该注意诱发的因素及缓解的方式，及时就医。

4. 已有疾病突然加重

疾病突然感觉加重了，应立刻去医院复查，确定疾病进展，及时调整治疗方案。

5. 别人看出来的疾病

别人看出来的疾病，但是自己没感觉，如不自主抖动、脸色异常等。人类的身体有发达的自我检测系统，如果自己没有什么不舒服的感觉，多半没有太大的问题，但建议还是去医院进行相关的专业检查。

6. 异常的体检报告

自己的身体只有自己保护，定期检查很重要。建议每年到正规医院体检一次，注意体检报告的结论，根据医生建议进一步去专科治疗。

第二节　看门诊还是急诊

一、需要去门诊看的病

一般医院都设有急诊和门诊。急诊主要接诊需要紧急救治的患者；门诊则主要接诊慢性病患者和不那么紧急的患者。急诊的设置是为了使需要急救的患者在短时间内脱离危险，配备的药品都是应急的、速效的；配备的检查手段也是基本的、能够快速做出判断的。如果你得的是不紧急的病，甚至是慢性病，应避免占用急诊资源，去门诊专科就诊，效果更佳。

二、需要去急诊看的病

（1）刚刚发生的疾病，外伤未超过24小时的患者应到急诊科就诊。如车祸伤及工作伤；孕妇突然出现生产征兆或怀疑可能发生宫外孕。

（2）疾病可能在8小时内使器官的功能造成不可逆的损害。如突然发作的腹痛、胸痛、眼睛痛、头痛，还是应该到急诊就诊。

（3）节假日或门诊停诊时间，可就诊急诊科。但患者会非常多，等待时间比较长，应提前登录医院网站或打电话咨询。

第三节　看病时间

我国人口众多，医疗资源相对缺乏，导致看病难成为公认的问题。看病时间的选择取决于疾病的缓急，急性疾病应根据病情选择就近的医院，立刻就诊；而慢性疾病，可以避开就诊高峰，选择合理的就诊时间段，缩短等候时间，这也是一个值得提倡的看病技巧。

小贴士

如何选择就诊时间

（1）慢性病要避开星期一上午，周一常规看病的患者较多。各种检查均需排队，时间较长，为了节省看病时间，请尽量避开周一上午去就诊。

（2）通常来说，一天当中上午看病的人多，下午少。但是需要空腹检查的患者和初次就诊的患者，尽量上午去医院就诊，便于各项检查的实施。复诊、开药患者可酌情下午去医院就诊。来院就诊前，可在医院网络平台上进行预约查询。

（3）天气情况。若刮风下雨、天气寒冷，就诊患者较少；而天气晴朗、温度适宜时，就诊患者多。

第四节　看病前的准备

1. 回顾病史

请在看病之前，回顾一下您的病史：从什么时候开始发病？发病的时候自己有什么感觉？如果有时间，请用本子和笔写下来。回想一下是否对药物过敏，药物过敏史对于医生非常重要。如果您在以前用某种药物出现过严重的不良反应，请记录下来，同时请医生在您最常用的病历封面上写下过敏的药物名称。回忆一下曾经接受过的治疗，以及正在使用的药物和它们的商品名称，如果您还能找到药物的说明书、空的药瓶或者剩余的药物，请带上它们。带齐以前的病历记录，曾经做过的检查结果。每次看过病后，也请收好所有的检查结果和病历，有些检查结果是由热敏打印，时间久了容易褪色，请妥善拍照或扫描保存一份。

2. 准备就诊用品

老年人使用网上支付存在操作难等问题，请带上信用卡和足够的现金。同时请带好身份证、社保卡、医疗记录本、转诊单、医院的就诊卡等一切与医保可能有关系的东西。另外，需要提防小偷行窃。

3. 安排好看病当天的事务

安排好当日的工作，老年人要安排好陪护人员，最好能够找个比您更健康的伙伴陪同您去看病。预计前往的时间，不要在上午11 点以后，或者下午 4 点以后才去医院挂号。此时间段，可能存在号源不足，或者虽然看了医生，但是到需要做检查的时候，已经过了下班时间，相关检查需要等到次日才能完成。

4. 选择合适的医院

可根据病情，选择就近或专科专病医院就诊；如果常规配药或伤风感冒等情况，建议您首先去社区医院或者邻近的二级医院就诊，也可以获得相应的医学治疗或转诊建议。如果疾病比较复杂，建议进行医院平台咨询，再择优选择适合的三级医院就诊。

5. 挂号

三级医院挂号就诊普遍比较困难，甚至医生自己看病也很困难。如果是外地患者到另一个城市看病，而且要看某个特定的专家，请提前在网上预约，防止现场挂不到号源。

6. 检查确认上面的各种准备事项，带齐所有的东西

关于疾病未知的东西太多，人体的机制太复杂，医学的能力在某些领域往往也显得苍白和无能。医生不是神，医学面对疾病不是万能的，去看病时，心态要平稳，科学就医。

第五节　准备与医生交流的信息

当您选择了在三级甲等医院就诊，也就选择了挂号难和看病难。三级医院门诊就诊量大，医患交流时间有限，若能够在有限的时间内，清楚地向医生表述以下信息，会非常有助于我们解决就诊问题。例如：

- 哪里不舒服？
- 初次出现症状的时间。
- 每次出现不适的持续时间和间隔时间。
- 频率。
- 程度（影响日常生活工作的程度）。
- 既往所有的检查结果。
- 既往治疗的情况和效果。
- 哪些情况可以缓解或加重这种不适。
- 平时健康情况：饮食／睡眠／体力／体重／大小便情况及有无明显变化。
- 老年患者，应主动告知医生其他慢性病情况：高血压、冠心病、糖尿病、传染病、过敏史、手术及输血等既往病史。

第六节　院前急救与就诊须知

一、概述

　　"院前急救"就是指从第一救援者到达现场并采取一些必要措施开始，直至救护车到达现场进行急救处置，然后将患者送达医院急诊室之间的阶段。在院前急救阶段，第一发现救援者首先应该采取一些必要的措施，使患者处于相对稳定的状态；拨打急救中心电话，呼叫救护车并守候在患者身边，等待救护车到来；救护车到达后，急救医生将会采取许多措施来救治患者，延长患者的生命，使其在到达医院时具备更好的治疗条件。其中正确拨打"120"急救电话是保证生命安全的重要措施之一。

二、基本原则

　　院前急救的基本原则是先救命、后治病。当救护人员到达现场后，首先应迅速而果断地处理直接威胁患者生命的伤情或症状，同时迅速对患者进行全身体检。这对于因创伤所致的昏迷患者，从外观上不能确定损伤部位和伤情程度时尤为重要。

三、正确拨打急救电话

　　急救电话"120"。当有人突然发病或受到外伤时，不要迟疑，立即拨打"120"呼救。

　　（1）拨打方法。当您拨打"120"电话后，等待接通中会循环语音提示"您已进入120急救系统，请不要挂机"，说明电话已接通，请千万不要挂机，等候一段时间，直到电话人工接听后，您的呼救才是真正被受理了。如果排队时间过长导致电话断线，请您立即重新拨打"120"急救电话。

　　（2）讲清地点。电话接通后首先讲清确切地址，要具体到

××路××弄××室，在室外呼救时，请尽量讲清确切地点或交叉路口。

（3）讲清症状。要讲清伤病员主要的症状或情况。如昏倒、从楼上摔下、跌倒、呼吸困难、吐血及车祸等。

（4）留下正确联系方式。要告诉对方您所使用的电话号码，以便急救人员到达现场找不到伤病员时可以再联系。

（5）做好准备。在等候救护员到达时，做好准备工作：①抓紧时间准备去医院必须携带的物品，如患者病历卡、医保卡、现金等。②搬走过道上的障碍物，以便更快搬运患者。③如果有条件最好请人到小区大门口或事故现场引导救护车工作人员，以便尽快到达现场。

四、正确自救互救

如果伤病员周围有人学过急救知识，可进行自救互救。对于心脏骤停的患者，若能立即进行心肺复苏，将会大大提高抢救成功率。

第二章　门诊就诊常识

第一节　门诊就诊流程图

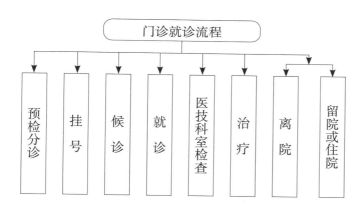

门诊就诊流程

- 预检分诊
- 挂号
- 候诊
- 就诊
- 医技科室检查
- 治疗
- 离院
- 留院或住院

第二节　门诊预检

一、预检分诊的目的

预检分诊的目的是根据患者主诉及相关检查报告，精准有序地指导患者到相应的科室就诊，及时有效地帮助患者"正确就诊，看对疾病"。

预检分诊是根据患者的症状和体征，区分病情的轻、重、缓、急，根据本院的隶属专科，快速对患者进行分类，以确定治疗科室或进一步处理的优先次序过程。

对急危重患者，预检护士立即护送至急诊科；急诊 24 小时均可接诊。

对传染病预检：预检分诊护士在接诊的过程中，注意询问患者有关的流行病学史、职业史，结合患者的主诉、病史、症状和体征等对来诊的患者进行传染病的预检；经预检为传染病或者疑似传染病的患者，应将其分诊至感染性疾病科或者集中就诊点就诊，同时对接诊处采取必要的消毒措施。有效控制传染病疫情，防止医院内感染。

初诊患者、疾病复杂患者均应到就诊医院进行预检分诊，不应根据自己的判断或网上查询盲目挂号，预检护士通过以下步骤，了解患者的情况，运用基础知识、专科理论知识进行分析，依据医院分科和疾病归属指导患者就诊挂号。

接诊患者要做到以下几点。

一问：问患者主诉或陪伴者的代诉，发病细节或创伤的细节。

二看：观察患者的精神，面容，面色，呼吸，体位，姿态，病变局部表现等。

三听：听患者说话的声音、呼吸、咳嗽等。

四闻：有无特殊气味。

五沟通：是否看过病，有无检查结果。

二、常见预检分诊内容（以各医院现场预检为主）

1. 发热（伴有以下症状）

主要症状	伴 随 症 状	首诊科室
发热	鼻塞、打喷嚏、咳嗽	呼吸内科
	胸痛或气急	呼吸内科
	心慌、心悸、皮肤黏膜瘀点	心血管内科

（续表）

主要症状	伴随症状	首诊科室
发热	恶心、呕吐、腹痛	消化内科
	尿急、尿频、尿痛	泌尿外科或肾内科
	面色苍白、皮肤紫点（斑）、流鼻血	血液科
	关节肿痛、皮肤红斑	风湿免疫科
	传染病流行季节或院部另有规定时	感染科发热门诊
	咽痛、扁桃体肿大	耳鼻喉科

2. 咳嗽（伴有以下症状）

主要症状	伴随症状	首诊科室
咳嗽	咽部痒感或吞咽不适、声嘶	耳鼻喉科
	发热、咽痛、流涕、喘息、胸闷	呼吸内科

3. 恶心、呕吐（伴有以下症状）

主要症状	伴随症状	首诊科室
恶心 呕吐	腹痛或腹泻，疑有不洁饮食史	消化内科或感染科
	已婚女性，恶心呕吐有停经史者	妇产科
	剧烈呕吐呈喷射状者伴有头痛	神经外科
	腹胀、黄疸、食欲缺乏、厌油腻	感染科

4. 腹痛（伴有以下症状）

主要症状	伴随症状	首诊科室
腹痛	慢性腹痛	消化科
	以上腹部疼痛为主，恶心呕吐、腹泻	消化内科
	以右下腹或右上腹疼痛为主，发热	普外科
	剧烈上腹痛、有心脏病史、胸闷者	心血管内科
	下腹部疼痛伴停经（育龄妇女）者	妇科（或急诊妇科）

5. 胸痛（伴有以下症状）

主要症状	伴 随 症 状	首诊科室
胸痛	心前区疼痛伴胸闷	心血管内科
	胸痛伴咳嗽、咳痰	呼吸内科
	反复胸壁疼痛与呼吸、心脏无关	风湿免疫科
	外伤后胸痛	胸外科

6. 头痛、头晕（伴有以下症状）

主要症状	伴 随 症 状	首诊科室
头痛 头晕	头痛、发热、呕吐、颈部僵硬、听力或视力下降	神经内科
	有外伤史	神经外科
	眩晕、恶心	神经内科
	高血压	心血管内科
	饭前心慌、手抖	内分泌科
	肢体偏瘫、无力、麻木等	神经内科

7. 水肿（伴有以下症状）

主要症状	伴 随 症 状	首诊科室
水肿	晨起后双眼睑水肿，伴乏力	肾内科
	双下肢压陷性水肿，伴心慌、气促	心血管内科或呼吸内科
	单侧下肢水肿	风湿免疫科或血管外科

8. 食欲异常（伴有以下症状）

主要症状	伴 随 症 状	首诊科室
食欲异常	上腹部不适、嗳气、胃胀、消瘦	消化内科
	疲乏、感情淡漠、心悸、多饮、多食、多汗、易激动、失眠、消瘦	内分泌科
	黄疸、胃胀、厌食油腻、疲乏	感染科

9. 出血（伴以下症状）

主要症状	伴 随 症 状	首诊科室
出血	大便出血，颜色鲜红	普外科
	大便出血，颜色暗红（柏油便）	消化内科或普外科
	鼻部出血	耳鼻喉科
	皮下瘀斑、黏膜出血，无外伤史	血液科

10. 腰痛（伴以下症状）

主要症状	伴 随 症 状	首诊科室
腰痛	腰痛伴下肢麻木，休息减轻，或有外伤史	骨科或脊柱外科
	反复腰背痛、腰骶痛、以夜间或休息时为重	风湿免疫科
	发热，尿异常	泌尿外科

11. 溃疡

主要症状	伴 随 症 状	首诊科室
溃疡	下肢皮肤溃疡，静脉曲张	血管外科
	口腔溃疡	口腔科
	口腔溃疡反复发作和（或）外生殖器溃疡	风湿免疫科

12. 其他

多 症 状	相关科室
反复腮腺肿痛，关节肌肉酸痛、乏力	风湿免疫科、口腔科
口干，眼干，唾液、泪液甚至汗液减少者	风湿免疫科、口腔科、眼科
面部蝶形斑，四肢结节性红斑；反复发作的皮疹、皮下结节	风湿免疫科、皮肤科
双手或腰背部晨僵，关节肿痛，怕冷	风湿免疫科、骨科
鼻出血伴血压明显升高，凝血功能障碍者	耳鼻喉科、心血管内科、血液科
患者血压突然升高，伴有剧烈头痛、抽搐、昏迷	急诊内科、心血管内科、神经内科、神经外科

（续表）

多 症 状	相关科室
肢体偏瘫、无力、麻木，感觉异常、抖动、疼痛	神经内科、神经外科
口渴、多饮、多尿、体重下降、消瘦、怕热多汗	内分泌科、消化内科
胸闷、胸痛、心慌、心悸、黑矇、呼吸困难	心血管内科、呼吸内科
皮肤黄染、食欲减退、恶心呕吐、乏力	消化内科、感染科、肝胆外科

第三节　门诊挂号

一、挂号方法

目前，大部分医院有人工挂号、电脑自助挂号、网上预约挂号、电话预约挂号、手机短信预约挂号等多种挂号方式。医院应充分利用先进的信息化技术，开展多种挂号方式，满足不同患者的就医挂号需求。

1. 直接打电话预约

具体拨打哪个电话号码，可以先向所需预约的医院咨询，医院有专门的电话预约中心。

2. 下载一个挂号的 App 软件

如支付宝、微信，或专门用于挂号的软件（这样的软件很多，可以直接上网搜一个），然后注册，登陆，预约挂号。

3. 网上预约

登陆医院 App 平台预约。

二、正确填写个人就诊信息

患者个人信息包括姓名、性别、出生日期、出生地、费用类别（自费、公费、医保）、住址、电话、身份证、有无过敏史等，其中年龄、性别、电话是非常重要的。正确的电话号码是你在诊疗期间与医生交流通畅的重要工具，希望在电话信息一栏正确填写一个移动电话，保证就医安全。

留下正确电话信息的重要性

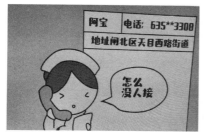
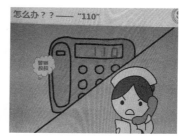

检验科报危急值，门诊护士寻找患者，"110"帮助寻找患者

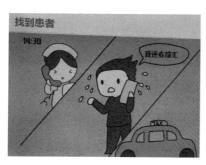
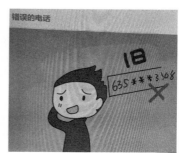

　　电话信息错误，可能危及生命；正确的电话信息是就诊的必备条件。

三、挂号类型

　　门诊号分为普通号、专科号、专家号（副主任专家、主任专家）、特需号。类型不同，挂号费不同，挂号前想好自己需要挂什么级别的号。

附： 上海交通大学医学院附属第九人民医院挂号方式介绍

① 自助预约：24 小时门诊自助服务中心，新门诊楼及十号楼门诊楼内自助机。（预约成功可提前挂号）

② 微信预约：关注我院微信号：sh-9hospital，可通过微信预约。（预约成功可提前挂号）

③ 现场预约：便民服务中心预约（瞿溪路 500 号新门诊楼一楼），周一至周六 8：00-16：30。

④ 网络预约：www.guahao.com；www.114-91.com。

⑤ 电话预约：全国预约电话-95169（周一至周日，24 小时服务），上海市预约电话：021-114。（周一至周日 7：00-21：00）

⑥ 诊间预约：医生诊间预约下次就诊时间。

⑦ 出院复诊预约：出院时医生根据需要预约复诊时间。

⑧ 社区转诊预约。

注：

——所有预约挂号均采用实名制。预约者务必提供就诊者真实姓名、身份证号码及有效联系方式等信息，以便出现不可避免地停诊或其他特殊情况时能及时通知预约患者。

——根据医保支付有关规定，医院微信号"微自助"内银联通或医院付费窗口闪付、Apple pay 支付等各种网络支付均不支持医保卡离线支付，绑定医保卡就诊者，可在医院刷医保卡完成二次结算。

预约成功的患者可持二代身份证（或本市社保卡/医保卡），

门诊日时间提前到医院付费窗口（或门诊楼内自助机，新门诊楼、十号楼分别挂本楼内门诊号）完成付费挂号。也可提前到 24 小时门诊自助服务中心（瞿溪路 500 号新门诊楼对面，目前可提前挂新门诊楼内门诊号）提前挂号。完成提前挂号的，就诊当天可直接到候诊区域等候叫号。

如果通过医院微信号在"微自助"中完成实名注册绑定预约的，可直接在"微自助"内充值、付费，完成提前挂号，并根据提示的就诊时间段到医院候诊就医，不用提前到医院排队等候，就诊当天还可通过微自助中"候诊队列"查看自己候诊情况。

如微信预约成功，不想在微信内或无法完成微信内充值、付费、挂号的，也可在就诊当天，根据预约成功后提示的挂号时间段，到医院窗口、自助机完成现场挂号。

第四节　门诊诊室候诊

（1）保持自身的情绪稳定。患者等候看病时间一长，往往会心绪不宁，易躁动，猜测自己的病情，这样不利于自身的健康。患者病情较轻的可在排号后，看看候诊厅内的健康教育宣传资料，多了解一些有关疾病知识，可使情绪安定下来。

（2）诊室候诊区域等候挂号后不要在诊区乱走动，医院是各种疾病交汇聚集的场所，各类疾病混杂，患者抵抗力都比较低，极易造成交叉感染。为防止交叉感染，尽量不要乱跑，诊室候诊区域安静等候就诊，以减少感染的机会。

（3）候诊患者及护送人要遵守医院的制度，讲究公德，讲究卫生，爱护医院的财产，保持候诊室清洁。

（4）禁止大声喧哗。不要高声讲话、打电话等高分贝交谈，要静候在候诊区，有秩序就诊，不要争先插队，不要随便进入诊室打断医生诊疗。医师看病、听诊都必须在安静的环境中进行，同时检查也需要保护患者的隐私。

（5）在候诊时，患者要听从分诊护士的安排及门诊的分诊护士会为患者做好看病前的准备工作，主要有测体温，取化验单及 X 光片。

（6）凡遇特殊情况或病情变化，可以和门诊分诊护士或叫号人员联系，经允许后提前就诊。

（7）儿童、行动不便或病情较重的患者就诊时，可由 1～2 位家属、亲属或护送者陪同到诊室看病，其他陪护者应在诊室外等候。

（8）凡借用推送患者的车辆、担架需交押金，用毕退回原处。

（9）患者、陪护者不得和医师争吵，故意闹事，破坏和扰乱医院诊疗秩序及诊疗设施。有意见可向门诊办公室反映。

第五节　门诊诊室就诊

一、医生问诊

问诊对于医生和患者来说是非常重要的交流，也指医生与患者间的对等交流。虽然是对等交流，但是仍有许多患者在医生面前就会莫名紧张，不知该说些什么。首先，当然不能够隐瞒病情！不需要有太多顾虑，把自己所担心的问题告诉医生。有时患者会有"虽然很在意，但是总觉得说不出口，难以启齿"这样的想法，还会害怕自己说的话会产生什么误解，这样的想法会耽误患者的治疗。因此，保持"担心什么就问什么"的态度十分重要，提高问诊效率。而事先准备好如何回答医生最想知道的事情，就能够有效地利用问诊时间，得到理想的治疗效果。

二、医生最想知道的常见问题

1. 主要症状

患者描述自己的病症时要学会选重点，这个重点就是促使患者来医院就诊的直接动机。比如，最近因为失眠而觉得身体不舒服、咳嗽、头痛，那么，其中最困扰患者的就是失眠，这点一定要向医生说明。

2. 现病史

病症是什么时候出现的，是什么原因引起的，发生了什么事情产生的病症等都要向医生说明。主要的症状首先要说清楚，中途又产生了什么新的症状也要向医生说清楚。自己服用过什么药物、去了什么医疗机构、是否接受过民间疗法等。这些都十分有必要告诉医生，以便于诊治。

3. 既往病史

指迄今为止的疾病史和健康状况，需要注意的事，有时候，孩童时期所患过的疾病也有重要的意义。此外，是否接受过输血；接受过什么疫苗接种；有无吸烟饮酒习惯；常用药（包括一些补充营养剂）；女性的月经、怀孕、生产、流产状况等都是需要向医生说明的。

4. 家族病史

除了家族遗传病外，由于自身的体质、生活习惯所导致的易患疾病，还有家人容易患上的疾病等，主要以患者的父母、小孩、祖父母、配偶为中心来向医生说明。

5. 发生了什么变化

病症的持续时间、产生病症的契机、病症缓和的原因、病症加剧的原因、病症随时间有什么变化等。

6. 因为什么症状而感到困扰

例如，在人前说话或者工作时一直打喷嚏、咳嗽。

症状说明

例如：身体哪些部位有症状，是什么样的症状（疼痛、咳嗽、红疹、身体紧绷等症状的性质和强度）？症状从何时开始？

例如：2小时前突然发生的；上周三的傍晚开始有些轻微的症状；每个月一次；等等。

三、注意听清楚主管医生的诊治建议

例如，主管医师向患者或其家属进行交流的内容。

● 疾病诊断及主要治疗手段。

● 辅助检查的目的及结果。

● 手术方式，手术可能引起的严重后果（如化疗引起的并发症），药物不良反应，输血风险等。

● 某些治疗可能、术后并发症及防范措施。

● 危重时或病情变化时的告知。

● 疾病的预后。

● 医疗费用的估计及解释。

● 回答患者及家属疑问。

第六节　医技科室检查注意事项

医技科室检查是诊疗过程中的重要环节，医生在初步诊断后，根据治疗需求开出检查项目，包括血液生化、放射、B超、心电图及其专科特殊检查，患者应注意听清医生交代的检查项目。

● 检查项目要求详见第三篇——检查篇之化验、医技检查。

● 及时咨询预约护士。

● 在检查过程中如有病情变化及时告知检查科室医务人员。

● 保持电话通畅，方便出现危机时联系。

● 有多项检查时应安排好检查前后顺序，以节约时间。

● 查看领取报告时间，及时领取报告。

● 检查完后应及时再次就诊。

第七节　门诊治疗

经过门诊医生初步诊断，辅助检查，得出初步结论，若能够对症治疗，即可门诊解决问题。如果门诊医生对患者病情有疑问或诊断为病情较重、较急，则将患者收入住院病房，在医院作进一步检查或治疗。

1. 根据医生开具的处方，付费后到药房取药

2. 药物种类

（1）内服药，如溶剂、合剂、酊剂、片剂、胶囊及散剂等。

（2）注射剂，如水剂、粉剂等。

（3）外用药，如溶剂、软膏、酊剂、搽剂、栓剂及洗剂等。

（4）其他，如粘贴敷片、植入慢溶片等。

3. 给药途径

包括口服、雾化吸入、舌下给药、外敷、直肠给药、局部用药、注射（皮下注射、肌内注射、静脉滴注或静脉注射）等。

4. 服药次数和时间

医院常用给药方法和时间的英文缩写及中文释义

英文缩写	中文释义	英文缩写	中文释义
qh	每小时一次	q4h	每 4 小时一次
q2h	每 2 小时一次	q6h	每 6 小时一次
qd	每天 1 次	hs	睡前

（续表）

英文缩写	中文释义	英文缩写	中文释义
bid	每天 2 次	gtt	点滴
tid	每天 3 次	st	立即
qid	每天 4 次	dc	停止
qod	隔天 1 次	prn	需要时（长期）
biw	每周 2 次	sos	需要时（临时）
qm	每晨 1 次	aa	各
qn	每晚 1 次	po	口服
12n	中午 12 点	id	皮内注射
12mn	午夜 12 点	ih	皮下注射
am	上午	IM/im	肌内注射
pm	下午	IV/iv	静脉注射
ac	饭前	IV drip	静脉滴注
pc	饭后		

5. 服药、注射治疗的注意事项

（1）健胃药及刺激食欲的药物宜在饭前服用，以刺激舌的味觉感受器，使胃液大量分泌，增进食欲。

（2）对胃黏膜有刺激的药物或助消化药宜在饭后服用，使药物与食物充分混合，以减少对胃黏膜的刺激，利于食物的消化。

（3）对牙有腐蚀作用或使牙齿染色的药物如酸剂、铁剂，服用时应避免与牙齿接触，可用吸管吸入，服后及时漱口。

（4）止咳糖浆对呼吸道有保护作用，服后不宜立即饮水。如同时服用多种药物，应最后服用止咳糖浆，以免冲淡药液，降低药效。

（5）磺胺类药物服药后多饮水，以防因尿少而析出结晶，堵塞肾小管。

（6）强心苷类药物服用前，应测心率（脉率）及心律，心率

（脉率）低于60次/分或心律不齐，应及时与医生联系，酌情处理。

（7）输液、肌内注射：在门诊输液时，护士会根据患者病情及药物使用方法，调好输液滴速，患者不可自行调节，以免发生意外。输液过程中如出现穿刺部位肿胀、疼痛或其他不适，请立即告知护士。输液治疗后，最好休息20分钟（青霉素注射后，休息30分钟），无不适即可离开。

小贴士

服药小常识

以下几种药，不要用热水送服。

（1）胃蛋白酶合剂、复合消化酶胶囊、胰酶片、多酶片、干酵母片、淀粉酶等，不宜用热水服用。因为此类药中的酶是一种活性蛋白质，受热后即凝固变性而失去作用，达不到助消化的目的。

（2）维生素类：维生素类中的维生素C、维生素B_1、维生素B_2性质不稳定，前者受热易还原被破坏，后两者受热易分解失去药效。

（3）止咳糖浆类：急支糖浆、复方甘草合剂、蜜炼川贝枇杷膏等，是将止咳消炎成分溶于糖浆或浸膏中配制而成的一类药物。患者服用后，糖浆或浸膏覆盖在发炎的咽部黏膜表面形成一层保护膜，便于快速控制咳嗽，缓解症状。如果用热水冲服，则会降低糖浆的黏稠度，影响保护膜的疗效。

（4）活疫苗：含有脊髓灰质炎减毒活疫苗，服用时应当用凉开水送服，否则疫苗灭活，不能起到免疫机体、预防传染病的作用。

（5）含活性菌类：乳酶生含有乳酸活性杆菌，整肠生含有地衣芽孢杆菌，合生元含有嗜酸乳酸杆菌和两歧双歧杆菌。此外，酵母片、两歧双歧杆菌胶囊等药物均含有用于防病治病的活性菌。遇热后活性菌会被破坏。

（6）阿莫西林：阿莫西林在遇热之后极其不稳定，很容易形成高分子的聚合物，容易引起类似于青霉素的过敏症状。在冲服阿莫西林颗粒时要注意控制好水温，最好是在40℃以下或者是选用凉开水冲服，冲好后最好马上服用，不宜久放。

（7）胶囊剂：热水会加快胶囊溶解，在胃部吸收会导致胃部不适，影响药效。这类药物应当餐前半小时空腹凉开水送服。

第八节　常见门诊日间手术健康知识科普

1. 瘢痕改形术、手部肌腱松解术

保持伤口处敷料清洁干燥，注意观察肢体活动情况，注意患侧肢体活动锻炼，术后3天即可稍微活动肢体，以后逐步恢复锻炼。（14天拆线）

2. 内眦成形术

注意眼部清洁，术后前3天肿胀相对明显，3天后就开始消退，到术后7天拆线的时候肿胀可基本消退。（7天拆线）

3. 腱鞘囊肿手术

忌辛辣刺激饮食，保持伤口处敷料清洁干燥，患肢抬高，观察末梢血循环，有无肿胀。（14天拆线）

4. 皮瓣修整手术

保持伤口处敷料清洁干燥，防止伤口进水感染，注意观察皮瓣血运情况，保暖。如有伤口缝线，头颈部7天拆线；胸腹部7～10天拆线；四肢、背部14天拆线。

5. 腋部手术

术后 2 周之内双臂不可抬高于肩膀之上，严格避免手臂外展的动作（例如，搭公交车拉手环，穿脱套头衣物，骑车、开车转方向盘等），避免剧烈运动，过量排汗，因为这些都可能会导致伤口血肿及部分皮肤坏死、伤口愈合不良的并发症。改善饮食习惯，注意饮食清淡，少吃高糖、高脂肪的食物，少吃辛辣刺激的食物如辣椒，少吃易产生异味的食物如大葱、蒜苗等，戒烟忌酒。（10 ~ 14 天拆线）

6. 腹腔镜胆囊手术

注意调节饮食结构，进食低脂、高蛋白、高维生素、易消化的食物，忌油腻食物及饱餐。少食或避免进食蛋黄、动物内脏、虾脑、蟹黄等高胆固醇饮食，多吃新鲜的蔬菜、水果。保持排便通畅。术后 3 个月内可能会出现不同程度的腹泻，3 个月后会逐步缓解。保持伤口清洁、干燥，避免弄湿和污染敷料，防止伤口感染。保持心情舒畅，适当运动，如散步、打太极拳等。避免重体力活动。若术后有伤口出血、伤口血肿或其他任何问题及时就诊。（7 ~ 10 天拆线）

7. 胆道镜检查手术

清淡饮食，保持伤口处敷料清洁干燥，注意保暖，防止受寒感冒。如您有 T 管带出院，请保持引流袋通畅或遵医嘱予以封管，按时随访及复诊。

8. 腹股沟疝手术

生活规律，心情愉快，适量运动，避免劳累，睡眠充足。饮食定量、适量、清淡，多食粗纤维食物（如芹菜、笋等）和水果，少食胀气、油腻食物，避免油炸、辛辣等刺激性食物。避免受凉感冒，忌咳嗽、打喷嚏，保持大便通畅。保持伤口干燥清洁。术后 1 个月内避免负重（＜5kg），避免长时间站立或行走，不建议健身锻炼。术后 3 个月内避免骑车，术后不可进行强体力劳动。（10 ~ 14 天拆线）

9. 阑尾手术

饮食宜清淡、易消化，循序渐进，从流质→半流质→软食→普食，避免暴饮暴食，禁生冷油腻。保持伤口清洁、干燥，避免弄湿和污染敷料，防止伤口感染。术后休息 1～3 个月，保持心情舒畅，适当运动，如散步、打太极拳等，避免重体力活动。（7～10 天拆线）

10. 乳房肿块切除手术

注意观察肢体活动情况，伤口及时换药，注意观察乳房有无肿胀、疼痛。（7～10 天拆线）

11. 痔及肛门手术

可采用侧卧或俯卧以减轻肛门伤口受压迫。不要穿紧身内裤，不要久坐或久立。勿骑摩托车或长途坐车。术后饮食：忌食刺激性食物，多喝水，以利大便通畅，养成每天排便习惯。如大便干结，可口服润肠药物或使用大便软化剂，保持大便质软，减少对伤口的刺激。伤口护理：肛门手术通常不缝合或采用不完全缝合，以便使渗出物容易流出，故手术后常有渗血及分泌物，建议使用女用卫生护垫。肛门手术伤口易被粪便或细菌污染，因此手术后第 2 天开始温水坐浴，每次解便后一定要坐浴，直至伤口愈合。坐浴后用质软卫生纸拭干清洗部位，创面抹上药膏，最后垫上卫生护垫。（14 天拆线）

12. 腹壁肿瘤切除术

清淡饮食，保持伤口处敷料清洁。洗澡时注意伤口不能进水，如有进水，要及时更换敷料。避免跑步等剧烈活动。（10 天拆线）

13. 经内镜逆行性胰胆管造影术（ERCP）

劳逸结合，避免过度劳累。饮食宜清淡，避免刺激性的食物，如辣椒、烟、酒和油炸类食物。保持心情舒畅，避免情绪激动、发怒。

14. 输尿管碎石术、输尿管双 J（又称 D-J 管）管置入术

大量饮水，成人每日尿量在 2 000ml 以上（一热水瓶的量），2 周后门诊随访，若出现腰痛、血尿等症状及时就诊。激光碎石的

患者，医生在术中为您留置了双 J 管，请避免重体力劳动和激烈运动、剧烈咳嗽，以防双 J 管脱出，如尿道口有异物感，应及时就诊。

15. 膀胱癌电切术

术后应多饮水，一般每天饮水 2 000 ～ 3 000ml。术后一般 2 周内尿液呈浅红色为正常现象。术后坚持膀胱灌注化疗药物，根据医嘱具体实行。定期随访，按时服药。

16. 经会阴前列腺穿刺活检术

1 个月内尿色呈淡血性属正常现象，注意休息，多饮水，避免憋尿，避免应用活血药物，若有发热、排尿困难等不适，及时就诊。

17. 鼻部肿物切除术

清淡饮食，注意保暖，防止感冒，不要用力擤鼻涕，如有不适及时就诊。（7 ～ 10 天拆线）

18. 外耳道病损切除术、耳前瘘管手术

清淡饮食，保持伤口处敷料清洁干燥，伤口勿沾水，若伤口疼痛加剧，请及时急诊。

19. 声带会厌疾病

改善饮食习惯：适量补充水分，应多吃新鲜蔬菜、水果，选择高维生素、高蛋白饮食，不吃刺激性食品（葱、蒜、姜、辣椒）。注意休息，术后 1 个月尽量少说话。戒除烟酒等不良嗜好。注意保暖，出院后需防止受凉而引起咳嗽，咳嗽不利于伤口愈合，且易引起伤口痛出血症状。术后患者应养成良好的生活习惯，保证充足的睡眠时间，随天气变化及时增减衣服。

20. 甲状腺手术

诊刮术后生活规律，心情愉快，适量运动，避免劳累，睡眠充足。术后切口愈合后应注意颈部锻炼，遵医嘱服药，注意定期复查血象。经常观察颈部前部，发现有肿块及时就医。应根据病情定期

随访及服药。尽量食用无碘盐,少食海鲜。

21. 妇科诊刮术

诊刮术后禁止性生活及盆浴 1 个月,LEEP 刀术后禁性生活 3 个月。1 个月后门诊随访,如有腹痛、阴道流血、不适等及时就诊。适量补充水分,应多吃新鲜蔬菜、水果,适量补充蛋白质,不吃刺激性食品(如辣椒、烟、酒等)。保持心情舒畅,适当运动,避免剧烈运动。术后 1 ~ 2 周,会有少量出血,4 ~ 6 周会自行停止,如果出血多于月经量,则要立即就诊止血。术后 1 个月内禁骑自行车、提重物等。

22. 去除宫内节育器

注意休息,术后禁止性生活及盆浴 1 个月,1 个月后门诊随访。适量补充蛋白质,不吃刺激性食品(如辣椒、烟、酒等),保持心情舒畅。

23. 外阴赘生物切除术、高危人流术、子宫颈息肉切除术

禁止性生活及盆浴 1 个月,1 个月后门诊随访,如有腹痛、阴道流血、不适等及时就诊。应多吃新鲜蔬菜、水果,适量补充蛋白质,保持心情舒畅,如果出血多于月经量,则要立即就诊止血。术后 1 个月内禁骑自行车、提重物等。

24. 前庭大腺囊肿造口术

禁止性生活及盆浴 1 个月,1 个月后门诊随访,如有腹痛、阴道流血、不适等症状及时就诊。应多吃新鲜蔬菜、水果,适量补充蛋白质,保持心情舒畅。

25. 骨折取内固定

出院后避免剧烈活动,保持切口处敷料清洁干燥。患肢抬高制动,观察末梢血循环。给予高蛋白饮食,促进伤口愈合。(14 天拆线)

26. 动静脉内瘘成形术

定期锻炼动静脉瘘侧手臂,比如按摩橡皮球或握力运动每天 10 次。对动静脉人工血管,运动不是必须的。每天检查血管的通路,观

察是否有感染的症状如红、肿、热、痛或有分泌物。感觉通路的震颤和听血管杂音。良好的生活习惯对于预防感染非常重要，要保持血管通路周围的皮肤清洁干燥。不要穿过于紧身的衣服，佩戴过紧的首饰，以免影响血管通路的血流。睡眠时不要压迫动静脉通路。不要在动静脉通路侧肢体测量血压或采取血标本，除非有经验的血透护士。不要通过动静脉通路给药，除非在透析室医护人员的允许下。

27. 血管硬化剂注入术

注意观察肢体活动情况，如发生异常及时就诊。注意保暖，防止受寒感冒。

第九节　生命体征

一、血压

血压是衡量身体状况的一个重要的指标，可能有些人还不知道，血压并不是一成不变的，它是会随着年龄、体型、生活习惯以及身体状况的变动而变化的。血压过低或过高（低血压、高血压）都会造成严重后果。

（1）血压过低。会使身体各部分的营养、氧气供应不足，产生眩晕、无力，甚至晕厥，同时也会增加卒中风险。

（2）血压过高。过高的压力会伤害各个器官组织，包括血管、心脏、肾脏等，也会增加卒中风险。

1. 各年龄正常血压参考值（单位：mmHg）

年龄（岁）	收缩压（男）	舒张压（男）	收缩压（女）	舒张压（女）
16 ~ 20	115	73	110	70
21 ~ 25	115	73	110	71
26 ~ 30	115	75	112	73
31 ~ 35	117	76	114	74
36 ~ 40	120	80	116	77

（续表）

年龄（岁）	收缩压（男）	舒张压（男）	收缩压（女）	舒张压（女）
41 ～ 45	124	81	122	78
46 ～ 50	128	82	128	79
51 ～ 55	134	84	134	80
56 ～ 60	137	84	139	82
61 ～ 65	148	86	145	83

2. 血压异常指标（单位：mmHg）

	收缩压	舒张压
正常血压（含高值状态）	90 ～ 139	60 ～ 89
高血压	≥ 140	≥ 90
低血压	≤ 90	≤ 60

小贴士

测量血压注意事项

　　正常人在一天里，不同情况、不同精神状况及不同姿势时血压也不一样，这些人为的因素影响，不是病态。所以，在测血压时要注意以下几点。

　　（1）在测血压前，先平静坐片刻，使精神安静下来。

　　（2）情绪紧张和激动之后不宜马上测血压。

　　（3）剧烈运动和劳动之后不宜马上测血压。

　　（4）测量时坐正，把上衣一侧袖子脱下，不要卷起紧的衣袖，手臂平放，手心向上，上臂和心脏在同一水平位上，肌肉要放松。如果是卧位，也要使上臂和心脏处于同一水平，不能过高或过低。

　　（5）测血压时精神不要紧张，不要屏住呼吸，因为屏住呼吸可使血压升高。

二、体温

　　体温是指机体内部温度，是机体进行新陈代谢和骨骼肌运动等过程中不断产生热能的结果。

（1）体温正常值。正常体温并不是指某一个具体的点，而是指一定的温度范围。正常成人安静状态下体温正常值如下：

口腔舌下温度：37℃（36.3 ～ 37.2℃）

直肠温度：36.5 ～ 37.7℃

腋下温度：36.0 ～ 37.0℃。

（2）异常体温。由于致热原作用于体温调节中枢或体温调节中枢功能障碍等原因导致体温超出正常范围，称为发热，发热程度判断如下：

低热：37.3 ～ 38.0℃，如结核病、风湿热

中度热：38.1 ～ 39℃，如感染性疾病

高热：39.1 ～ 41.0℃，如急性感染

超高热：41.0℃以上，如中暑

（3）体温过低。低温低于35℃以下，常见于早产儿与极度衰竭的危重患者。

轻度：32.0 ～ 35.0℃

中度：30.0 ～ 32.0℃

重度：30.0℃

致死温度：23.0 ～ 25.0℃

（4）体温计种类。

玻璃汞柱式体温计：分口表、腋表和肛表3种。

电脑数字式体温计：采用电子感温探头测量体温，由数字显示器显示温度值。

小贴士

测体温注意事项

（1）不宜采用口腔测温者：凡精神异常、昏迷、婴幼儿、口鼻腔手术或呼吸困难、不能合作者不宜采用。

刚进食或面颊部做冷热敷者，应间隔 30 分钟测量。

（2）不宜采用腋下测温者：腋下有炎症、创伤或做手术的患者；腋下出汗较多、过度消瘦不能夹紧体温计者。

（3）不宜采用直肠测温者：腹泻、直肠或肛肠手术、心肌梗死的患者。坐浴或灌肠者，须待 30 分钟后才可测直肠温度。

（4）如不慎咬碎体温计吞下水银时，应立即清除玻璃碎屑以免损伤口腔，然后口服蛋清液或牛奶以延缓汞的吸收，必要时立即就医。

三、脉搏

脉搏是指随着心脏节律性收缩和舒张，使动脉管壁相应的出现扩张和回缩，在表浅动脉上可触到的搏动。

（1）正常值：成人脉搏 60 ~ 100 次 / 分。

（2）速脉：成人脉率超过 100 次 / 分，多见于发热、甲状腺功能亢进、心力衰竭、大出血及血容量不足等。

（3）缓脉：成人脉率低于 60 次 / 分，多见于颅内压高压、房室传导阻滞及甲状腺功能减退等。

四、呼吸

（1）呼吸正常值。正常成人安静状态下呼吸频率为 16 ~ 20 次 / 分，节律均匀平稳，无异常声响，呼吸与脉搏比 1∶4。男性及儿童以腹式呼吸为主，女性以胸式呼吸为主。

（2）呼吸增快。成人呼吸超过 24 次 / 分，多见于高热或缺氧。

（3）呼吸减慢。成人呼吸低于 10 次 / 分，多见于中枢抑制，如颅脑疾病及安眠药中毒等。

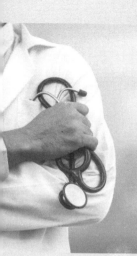

第二篇

急诊就诊常识及自救技能

科学 就诊 知多少

第三章 急诊患者病情分级标准

医院"急诊不急"问题普遍存在，尤其是在大医院，急诊资源不能得到合理使用，大量非急诊患者占用了急诊资源，致使大医院"看病难"变得更加严重，甚至可能因此延误危重患者的救治。为了将有限的急救资源更好地用于抢救急危重症患者，医院将提高急诊的"准入门槛"。医院启动"急诊分级"就诊工作，就诊前先分级，改变以往"先来后到"的就诊顺序，按照病情的严重程度分级候诊。

急诊将患者分为"四个级别"，即"濒危、危重、急症和非急症"4级分级管理，遵循从重到轻、从病情迅速变化到相对稳定的原则，合理安排患者的就诊顺序，优先处理急危重症患者。

1级患者病情濒危、随时可能危及生命，即刻进入复苏室或抢救室进行抢救。如心跳呼吸骤停、休克、明确的心肌梗死、癫痫持续状态、体温＞41℃、收缩压＜70mmHg、血糖＜3.33mmol/L等。

2级患者病情危重或迅速恶化、存在生命危险，10分钟内进入抢救室进行救治。如严重呼吸困难、昏睡、急性脑卒中、心电图（ECG）检查提示急性心肌梗死、活动性或严重失血等。

3级患者病情急、存在潜在的生命威胁，先于4级非急症患者优先诊治。如急性哮喘、吸入异物、吞咽困难、持续呕吐、胸腹痛、轻中度外伤及轻中度出血等。

4级患者为非急症，病情程度一般，根据指引顺序就诊，等候时间较长。如无危险特征的轻微疼痛、不需要缝合的小擦伤、稳定恢复期患者复诊、仅开具医疗证明等。

附：上海市急诊患者病情分级标准（2016年）

分　类	第1类	第2类	第3类	第4类
危重等级	濒危	危急	半紧急	非紧急
生命体征呈现状态	不稳定状态	临界状态	稳定状态	稳定状态
患者来源	救护车、转院、自行来院	救护车、转院、自行来院	救护车、自行来院	救护车、自行来院
病情总体评价	生命垂危或生命体征极不稳定，需立即抢救	有潜在生命危险，生命体征呈临界稳定状态，需急症治疗和连续严密监控	呈现相对稳定的生命体征，需要及早治疗	稳定的生命体征，无并发症，可以等待
神经系统	意识障碍对疼痛无反应呼吸能力不足	意识障碍对话语有反应急性局部神经障碍发作，如：四肢无力、麻木、讲话含糊不清（24h内）	—	—
呼吸频率和其他呼吸特征	濒死呼吸如阵发性气喘RR（呼吸频率）＜10次/分（成人）。呼吸停止	严重呼吸困难，如有喘鸣、呼吸短促，$SpO_2 < 90\%$ RR（呼吸频率）≥30次/分。使用辅助呼吸器，呼吸急促，拒绝卧位，坚持坐立	中度呼吸困难，如 $SpO_2 ≥ 95\%$ 呼吸短促，SpO_2 在90%~95%。没有第一类、第二类中的体征与症状	
血压	测不到血压高血压危象，生命体征不稳定	血压低，休克早期。如 SBP＞90，HR＞120次/分，面色苍白，皮肤潮湿，出冷汗。血压＞220/120mmHg，伴有胸痛	血压高，伴有头晕、头痛等症状	血压 ≥ 90/60mmHg

（续表）

分　类	第1类	第2类	第3类	第4类
心率（HR），仅用于成年患者	心搏停止	心律不齐，脉搏＞130次/分	50 ～ 120次/分，或＜50次/分	60 ～ 100次/分
体温		发热，颈部僵硬伴有持续痉挛基础体温＞40℃，神志改变，嗜睡器官移植患者伴有发热	38.5 ～＜40℃咳嗽、咳痰	38.5 ～ 40℃
急性中毒	具有药物或毒物中毒史有急性中毒临床表现生命体征不稳定	少量药物中毒或毒物接触史生命体征稳定	—	—
外伤	伴有休克的严重创伤、多发伤伴有循环障碍、脏器、四肢创伤严重车祸群体性创伤	骨盆、多条肋骨、脊柱骨折有迅速恶化危险断肢再植不伴循环障碍、四肢创伤	单纯性外科创伤，且生命体征稳定者	—
出血	大出血，生命体征呈不稳定状态血容量减少引起休克	有明显的失血表现，如面色苍白、肢冷皮肤湿冷、心率＞120次/分大出血伴大量血块	可止住的少量出血，生命体征呈稳定状态	—
胸痛	胸痛伴循环障碍急性心肌梗死、可疑急性心肌梗死，通过观察心电图和心肌酶学变化确定。胸痛伴严重呼吸困难	未能解除的疑似心脏病引起的胸痛，生命体征可能发生变化	疑似心脏病引起的胸痛，生命体征呈稳定状态	—

（续表）

分 类	第1类	第2类	第3类	第4类
腹痛	生命体征不稳定性引起的腹痛	急腹症引起的腹痛	—	—
血糖	—	低血糖／高血糖，神志状态改变	低血糖／高血糖，生命体征呈稳定状态，无脱水症状	—
痉挛	全身痉挛状态	发作缓解后状态，对疼痛反应差	发作后反应灵敏	—
妊娠并发症	惊厥 到达医院时出生或到达医院前出生 严重产前／产后出血 分娩第二阶段（外推，胎儿的身体的某些部位出现）	轻度产前出血／产后出血 有惊厥前兆 正常分娩（有规律宫缩，排尿）	—	—
眼睛	视力受损如眼球破裂 化学物质对眼睛的损伤如酸、碱对眼睛的损伤（立即冲洗）	疑似眼中进入穿透性异物，即破裂	—	—
耳鼻喉	呼吸道受阻症状，如喉头水肿、严重哮喘、气道异物等	疑似性会厌炎（咽喉痛、喘息困难、声音嘶哑、唾液外流）	—	—
触电	触电后呼吸心跳暂停	触电后心律不齐，意识丧失病史		
过敏	过敏性休克或严重哮喘伴呼吸衰竭	舌部血管神经水肿哮喘	—	—

第四章　急诊就诊常识

第一节　急救电话"120"

一、什么情况该拨打"120"

当您或身边的人出现以下这些情况时，应立刻拨打"120"。

（1）意外灾害：触电、电击、溺水、交通事故以及各种创伤、工业外伤、土建塌方挤压伤等。

（2）各种急性中毒：食物中毒、药物中毒、农药中毒和服毒等。

（3）严重中暑、冻伤、烧伤。

（4）意识丧失等昏迷状态或面色苍白、冷汗淋漓、脉搏微弱、血压下降等休克情况。

（5）心脏病突然发作：如严重心绞痛、心律失常，患者出现严重气急、心悸、左胸疼痛等急性心力衰竭时。

（6）严重的呼吸困难：窒息、呼吸道异物阻塞等。

（7）大咯血、大呕血。

（8）分娩急产。

二、拨打"120"后要做什么

等待急救车到来期间，该做什么？大多数人可能都不知道。事实上，哪怕你对医学知识毫无了解，也可以做以下事情。

1. 确保联系畅通

应守在电话旁，保持电话畅通，避免占线。随时听从医护人员的问路咨询或医疗指导。如果当时人手较多，可派一人到与急救人员约好的地点等待，接应救护车并为急救人员指路。

2. 提前做好搬运准备

碰上需要搬运患者的情况，如果是深夜电梯会停运的楼房，等待期间应先与物业沟通好，保持电梯正常运行；若是走楼梯，则应尽量清理楼道、走廊，移除影响搬运患者的杂物，方便担架快速通行。

3. 随时关注病情

如果碰上神志不清、昏迷不醒的患者，要密切关注他们的呼吸情况。应时不时地呼唤患者名字，通过观察其胸廓、肚子起伏状况等方法判断是否还在呼吸，一旦出现呼吸骤停现象，马上对其进行心肺复苏。有条件的还应关注其血压、脉搏状况。

4. 服常用药

老年人是对急救医疗需求最大的群体，而他们又多是慢性病患者。对于这些患者的突发情况，专家提醒，可以吃点常用药缓解。例如，心脏病患者胸痛时，可以吃一两片硝酸甘油，但不宜过多，以免血压下降。服药时一定要记住药名和用量，并把这些信息告诉急救人员。

5. 准备既往病历

准备好既往的病历、就诊卡（医保卡和合作医疗卡），耐心等待急救人员的到来。

6. 积极配合急救人员

在"送往哪个医院"和"何时送往医院"上经常出现双方意见不一的情况。有些家属希望将患者送到公费医疗医院或有熟人在的医院，但可能路途较远，易延误病情。急救人员到达现场后，通常会针对患者情况进行量血压、测脉搏等一系列检查，但家属由于着急送患者到医院，往往不理解。其实，像心律失常、哮喘等疾病，应等患者病情稍稳定再送医院，否则容易因路途颠簸加重病情。

三、先打"120"还是先行心肺复苏

可能有人会想到这样一个问题：拨打"120"急救电话和进行心肺复苏，哪个更重要？回答是同样重要。最好现场有两个人，一人打电话叫"120"，另一人现场施救。

如果现场只有一人时，到底是先打"120"电话，还是先救人呢？这要视情况而异，对成人非创伤性心脏、呼吸骤停（即患者失去知觉、呼吸停止）的，要先拨打"120"再进行自救互救。而对溺水、电击、急性上呼吸道异物阻塞等情况，要先进行2分钟的心肺复苏等，再拨打"120"。

第二节 急诊常见就诊症状

急诊有一定范围，一般来说，当发生下列突然病变或紧急情况时，应该到就近医院看急诊：

（1）患者发热体温在38.5℃以上，尤其是幼儿和老人，应尽快就诊。

（2）凡患者有意识不清、昏厥、昏迷、抽搐或梅尼埃病（内耳眩晕症）发作。急性肢体瘫痪，血压高达180/110mmHg（24.0/14.7kPa）以上者。

（3）患者有急性心力衰竭（如静息时感到气急、心悸、左胸痛等）或心律失常（如有明显心悸，频率过快、过慢，或有严重节律紊乱、不规则等）。

（4）心前区突然疼痛、胸闷憋气、大汗淋漓、疼痛反复发作，

并涉及肩部。

（5）患者有严重哮喘、呼吸困难、窒息、颜面青紫，及咽喉部、食管、气管或支气管有异物者。

（6）急性食物中毒，严重的呕吐、腹泻者。

（7）各种急性中毒者（包括服药、服毒自杀）。

（8）急性腹痛、腹肌紧张、腹痛拒按等。

（9）急性尿闭、尿潴留等。

（10）严重尿路感染（如有尿痛、尿急、尿频，伴发热等）。

（11）大出血：包括呕血、咯血、便血、尿血、外伤、自伤自杀、阴道流血、五官出血和腹腔内出血等。

（12）急性损伤、交通事故以及各种创伤导致急性软组织损伤、骨折脱臼及外伤（24 小时内未做处理的患者）、冻伤、灼伤或毒蛇咬伤及犬咬伤等。

（13）意外伤害，如电击、触电、坠落伤、溺水、烧伤、塌方挤压伤及工业外伤等。

（14）各种急性炎症及急性感染，如痈、丹毒、乳腺炎及中耳炎等，伴发热。

（15）急性青光眼、急性视力障碍、电光性眼炎、眼部异物等。

（16）突然出现皮疹，皮肤瘙痒伴胸闷气急、腹痛及腹泻者。

（17）急产、难产、流产及子痫等。

（18）各种慢性病急性发作或病情突然恶化者。

（19）经医生认为需按急症处理的患者。

第三节　急诊就诊流程

急诊主要包括内科、外科、骨科、儿科、抢救室、急诊 ICU、输液室、预检台、注射室、急诊扩创室及石膏间、急诊化验室、急诊影像区及急诊收费处等。

急诊就诊时间：每年 365 天，每天 24 小时运行。

就诊须知：

（1）自费患者携带医院信息磁卡及本人身份证（需实名认证），医保患者携带社会保障卡。

（2）自费患者携带既往就诊病史卡及相关病情资料，医保患者需携带《门急诊就诊记录册》。

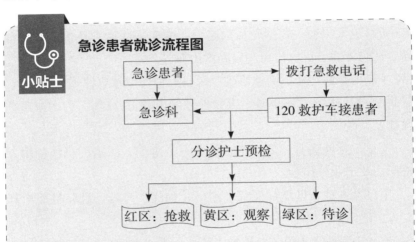

急诊过道（红、黄、绿）地线指示牌的意义：

"红区"地线区域为抢救区，适合病情危及生命的患者，如昏迷或生命体征不稳定者。

"黄区"地线区域的主要功能是密切观察，适用病情严重但趋于稳定的患者，如外科情况相对生命暂时不构成威胁的患者，条件不允许立即手术者，或收入病房/转送他院做合适的专科治疗。

"绿区"地线区域相对安全一些，生命体征尚稳定，急性症状持续不能缓解的患者，患者的损伤种类包括单纯性损伤，小的骨折或者撕裂伤。

第四节　急诊预检

看急诊时应配合预检护士分诊。

- 表述发病的时间、部位、持续时间。
- 发病时的表现：如手脚麻木、恶心呕吐。
- 告知已往病史，如 10 年前有过胃出血、阑尾手术，等等。
- 配合预检护士进行必要的体检。
- 正确填写相关信息。

第五节　急诊绿色通道

一、绿色通道的定义

医院为急危重症患者提供快捷高效的服务系统。

二、绿色通道的范围

包括各种危重症需立即抢救患者；"三无"人员。具体如下：

（1）急性创伤引起的体表开裂出血、开放性骨折、内脏破裂出血、颅脑出血、高压性气胸、眼外伤、气道异物、急性中毒、电击伤等及其他可能危及生命的创伤。

（2）急性心肌梗死、急性肺水肿、急性肺栓塞、大咯血、休克、严重哮喘持续状态、消化道大出血、急性脑血管意外、昏迷、重症酮症酸中毒及甲亢危象等。

（3）宫外孕大出血、产科大出血。

三、进入绿色通道的要求

进入急性危重抢救绿色通道的患者必须符合本规范所规定的疾病情况。

在确定患者进入绿色通道后，凡不属于本专业授权范围的抢救，要尽快请相应专业医生紧急会诊。接到会诊通知，在医院医疗岗位的医生 10 分钟内到达现场。

进入绿色通道的患者医学检查结果报告时限如下：

（1）患者到达放射科后，平片、CT30 分钟内出具检查结果报告（可以是口头报告）。

（2）超声医生在接到患者后，30 分钟内出具检查结果报告（可以是口头报告）。

（3）检验科接受标本后，30 分钟内出具常规检查结果报告（血常规、尿常规等，可电话报告），60 分钟内出具生化、凝血结果报告，配血申请 30 分钟内完成（如无库存血，则 60 分钟内完成）。

（4）药房在接到处方后优先配药发药。

手术室在接到手术通知后，10 分钟内准备好手术室及相关物品，并立即通知手术相关人员到场，在手术室门口接患者，患者到达后，接入手术区，麻醉医生进行麻醉评估和选择麻醉方案。急诊抢救手术要求在患者到达急诊科后 1 小时内开始。

所有处方、检查申请单、治疗单、手术通知单、入院通知单等医学文件在右上角盖红色"绿色通道"印章，先进行医学处理再进行财务收费。

患者的病情、各种检查和治疗方案等根据医院规定完成知情同意，如患者没有家属和委托人，可由负责抢救的主治医生及以上职称的医生签署知情同意书，并报医务科长或总值班批准、签名。

第六节　急诊常见检验和影像检查

急诊常见检验包括：血常规、血生化、血气、心肌损伤等。

急诊影像学检查包括：CT、摄片、超声、心电图检查。

（1）所有检查的血液报告结果，需30～60分钟出结果，当班医生可在电脑上直接看到结果。

（2）所有检查项目中如果出现危急值，电脑会自动异常报警或相应的检查科室会第一时间电话通知当班抢救医生，故预检分诊时登记个人信息务必正确无误。

第七节　异地急诊医保报销流程

参保人在医保定点机构发生的急诊费用，经定点医疗机构医疗保险管理部门审核后，纳入普通门诊统筹结算，给予报销。但参保人在非医保定点机构的普通门诊统筹定点医疗机构发生的急诊医疗费用，统筹金不予支付。

参保人急诊抢救无效死亡发生的医疗费用、急诊留观转住院留观期间发生的医疗费用和门诊规定病种参保人急诊治疗已核定病种疾病的医疗费用，不纳入普通门诊统筹支付范围。异地就诊的医疗费用是由个人先行垫付，等到治疗结束后，由本人或其代理人到医保中心进行报销。

参保职工报销医药费需要准备以下资料

（1）个人医疗保险就诊证。

（2）本市二甲以上医院批准件（转诊转院单）。

（3）由就诊医院盖章的住院发票、费用汇总清单以及出院小结。

（4）代理人身份证以及报销人员有效银行卡或存折的原件及复印件。

第八节　疑似传染病就诊流程及防护要点

一、疑似传染病就诊流程

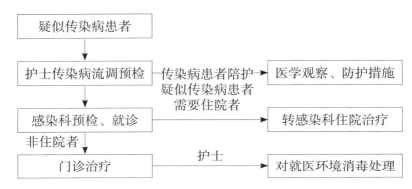

二、常见传染病及防护要点

我国目前法定的传染病一共有 39 种，其中甲类 2 种，即鼠疫和霍乱；乙类 26 种，包括艾滋病、非典型肺炎（以及 2019 年的新冠肺炎）、甲流、肺结核、禽流感、病毒性肝炎、狂犬病、脊髓灰质炎、麻疹、流行性脑脊髓膜炎、流行性乙型脑炎、流行性出血热、钩端螺旋体病、伤寒、血吸虫病等；丙类 11 种，包括手足口病、流行性腮腺炎、感染性腹泻等。

三、防护要点

疾病名称	传染源	传播途径				隔离预防						
		空气	飞沫	接触	生物媒介	口罩	帽子	洗手	防护镜	隔离衣	防护服	鞋套
病毒性肝炎 甲型、戊型	潜伏期末期和急性期患者		+			±	±	+		+		
乙型、丙型、丁型	急性和慢性患者及病毒携带者		+			±	±	+		+		

（续表）

疾病名称	传染源	空气	飞沫	接触	生物媒介	口罩	帽子	洗手	防护镜	隔离衣	防护服	鞋套
流行性乙型脑炎	感染后出现病毒血症的人或动物、幼猪				蚊虫	+	+	+		±		
流行性腮腺炎	早期患者和隐性感染者		+			+	+	+		+		
脊髓灰质炎	患者和病毒携带者		+	+	苍蝇、蟑螂	+	+			+		
流行性出血热	啮齿类动物、猫、猪、犬、家兔	+		+	革螨	+	+	+	±	±		
狂犬病	患病或隐性感染的犬、猫、家畜和野兽	+	+	+		+	+	+				
细菌性痢疾	患者和带菌者			+				±		+		
猩红热	患者和带菌者		+	+		+	+	+		+		
炭疽	患病的食草类动物和患者			+		+	+	+	±	+		
流行性感冒	患者和隐性感染者	+	+			+	+	+				
肺结核	开放性肺结核	+	+			+	+	+		+		
人感染高致病性禽流感	病禽、健康带毒的禽类		+	+		+	+	+	±		+	+
重症急性呼吸综合征（SARS）	患者		+	+		+	+	+			+	+
艾滋病	性接触、血液和母婴			+		+	+	+		+		
手足口病	肠道病毒	+	+	+		+	+	+				
新型冠状病毒肺炎	原因尚不明确	+	+	+	不明	+	±	+				±

第九节　急诊就诊注意事项

（1）首先要经预检护士鉴别了解情况，内容包括询问病情、测量体温、必要化验（如大小便等），以确定是否属于急症及区别急症的科别。

（2）对严重或行动不便的患者，家属可向急诊科护士借取推床、推椅、担架，便于移送患者。

（3）急症患者的处方、检验单、检查单、手术申请单、入院通知单等，一般都加盖红色"急诊"两字。患者家属可以直接到急诊服务的专用窗口，办理各种手续。

（4）急症患者经医生检查治疗后，应该听从医生的处理，不要强求住院或留院观察。

（5）患者家属要向医生问清楚，患者回家后治疗和休息的注意事项。

（6）急诊治疗的目的是抢救患者的生命，改善患者的病情，并做出初步诊断，为进一步治疗做好准备。所以，对患者来说，并不是看过急诊就等于疾病已经痊愈。不论是什么急症，看过急诊后，还需要到门诊或专科门诊去做系统的检查，进行有计划的完整治疗。在复诊时，别忘记带上患者的急诊病历卡，包括急诊化验单和各种检查报告。

第五章　急诊重点疾病就诊流程

第一节　脑卒中

脑卒中又称"中风""脑血管意外"，是一种急性脑血管疾病，由于脑部血管突然破裂或因血管阻塞导致血液不能流入大脑而引起脑组织损伤，包括缺血性卒中和出血性卒中。

一、典型症状

● 有的患者身体一侧出现麻木、无力，以及短暂的视物成双。

● 有的患者头痛、呕吐、嗜睡、昏睡或陷入昏迷不醒状态。

● 有的患者出现半身不遂、流口水、口眼歪斜、说话不清以及喝水呛咳等症状。

● 有的患者身体抽搐、大小便失禁等。

二、脑卒中发病时的应急自救

脑卒中是当今世界一种比较常见的疾病，脑卒中发作后的 3 小时内使用溶栓治疗，可以取得明显的治疗效果。大量临床实践证明，脑卒中患者从发作到有效治疗的时间越短，治疗的效果就越好，致残和致死率就越低。其实，患者开始发作时，其周围的人完全可以充当简单的有效治疗者，使患者及早得到救助，以避免由于时间太长而造成不良的后果。

三、急救流程

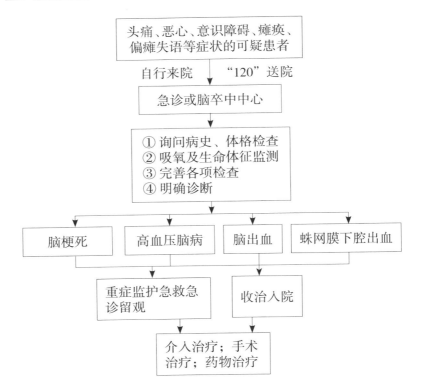

第二节　急性心肌梗死

急性心肌梗死（acute myocardial infarction，AMI）是由于冠状动脉供血急剧减少或中断，致使相应部位心肌灌注不足，形成不可逆的缺血性坏死。

一、典型症状

● 突发胸骨后或心前区剧烈性压榨性疼痛，伴濒死感。

● 持续时间 10 ~ 20 分钟。

- 放射性疼痛：左上臂、下颌、颈部、背部或肩部。
- 伴恶心、呕吐、大汗和呼吸困难。
- 含硝酸甘油不能缓解。

二、急救流程

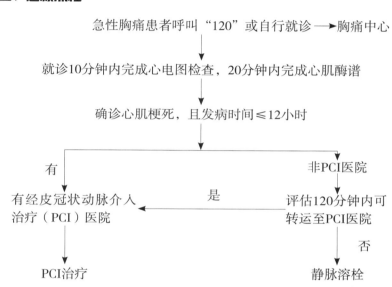

急性胸痛患者呼叫"120"或自行就诊 ——→ 胸痛中心

就诊10分钟内完成心电图检查，20分钟内完成心肌酶谱

确诊心肌梗死，且发病时间≤12小时

有

有经皮冠状动脉介入治疗（PCI）医院

是

非PCI医院

评估120分钟内可转运至PCI医院

否

PCI治疗

静脉溶栓

第三节　异位妊娠

异位妊娠是指孕卵在子宫腔外着床发育的异常妊娠过程，也称"宫外孕"，以输卵管妊娠最常见。病因通常为输卵管管腔或周围的炎症，引起管腔通畅不佳，阻碍孕卵正常运行，使之在输卵管内停留、着床、发育，导致输卵管妊娠流产或破裂。在流产或破裂前往往无明显症状，也可有停经、腹痛、少量阴道出血。破裂后表现为急性剧烈腹痛，反复发作，阴道出血，以至休克。检查常有腹腔内出血体征，子宫旁有包块，超声检查可助诊。治疗以手术为主，纠

正休克的同时开腹探查，切除病侧输卵管。若欲保留生育功能，也可切开输卵管取出孕卵。

一、典型症状

1. 停经

除输卵管间质部妊娠停经时间较长外，多有 6 ～ 8 周停经。有 20% ～ 30% 患者无明显停经史，或月经仅过期两三日。

2. 阴道出血

胚胎死亡后，常有不规则阴道出血，色黯红，量少，一般不超过月经量。少数患者阴道流血量较多，类似月经，阴道流血可伴有蜕膜碎片排出。

3. 晕厥与休克

由于腹腔急性内出血及剧烈腹痛，轻者出现晕厥，严重者出现失血性休克。出血越多、越快，症状出现也越迅速、越严重，但与阴道流血量不成正比。

二、急救流程

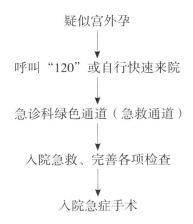

疑似宫外孕

↓

呼叫"120"或自行快速来院

↓

急诊科绿色通道（急救通道）

↓

入院急救、完善各项检查

↓

入院急症手术

第六章　家庭急救知识和技能

第一节　家庭常备急救药品及物品

一、家庭急救常备药品

（1）心脑血管急救药：包括硝酸甘油、速效救心丸、麝香保心丸、复方丹心滴丸等。紧急情况下，可在舌下含服硝酸甘油一片。

（2）支气管扩张药物：盐酸丙卡特罗等。

（3）抗变态反应药物：马来酸氯苯那敏（即扑尔敏）、氯雷他定等。

（4）止泻药物：蒙脱石散剂，口服补液盐等。

（5）镇痛药：阿司匹林、对乙酰氨基酚（必理通）、酚麻美敏片（泰诺）、布洛芬缓释胶囊（芬必得）等，可缓解头痛、关节痛、腰痛及肌肉痛等症状。

二、家庭常备急救物品

（1）酒精棉：急救前用来给双手或钳子等工具消毒。

（2）手套、口罩：可以防止施救者被感染。

（3）消毒纱布：用来覆盖伤口。它不像棉花一样有可能将棉丝留在伤口上，移开时，也不会牵动伤口。

（4）绷带：绷带具有弹性，用来包扎伤口，不妨碍血液循环。2寸的适合手部，3寸的适合脚部（1寸≈3.33cm）。

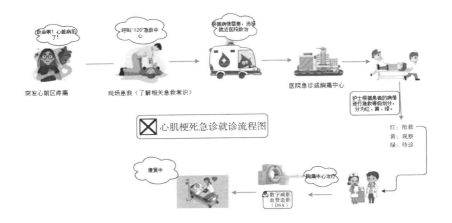

心肌梗死急诊就诊流程图

（5）棉花棒：用来清洗面积小的出血伤口。

（6）冰袋：置于瘀伤、肌肉拉伤或关节扭伤的部位，令微血管收缩，可帮助减少肿胀。流鼻血时，置于伤者额部，能帮助止血。

（7）胶布：纸胶布可以固定纱布，由于不刺激皮肤，适合一般人使用；氧化锌胶布则可以固定绷带。

（8）创可贴：覆盖小伤口时用。

第二节　家庭急救技能

一、心肌梗死

患者发病前多有先兆，如心前区闷胀、钝痛，钝痛有时向手臂或颈部放射，个别表现为胃痛或牙痛。同时伴有恶心、呕吐、气短、出冷汗及面色苍白。如果服用硝酸甘油疼痛不缓解，基本就要考虑心肌梗死。

（1）立即停止活动，绝对卧床。

（2）立即打"120"急救电话。

（3）在救援到来之前，可做深呼吸然后用力咳嗽，为后续治疗赢得时间，是很有效的自救办法。

（4）如患者出现面色苍白、手脚湿冷、心跳加快，说明发生了休克，此时让患者平卧，脚抬高，去枕头，以改善大脑缺血状况。

（5）如患者突发心跳停止，家人应立即徒手给予心肺复苏。

二、心绞痛

患者多在劳累、饱餐、受寒、情绪激动后突然发生范围不太清楚的胸骨后闷痛，有压榨感、紧缩感，患者感到心慌、窒息，有时伴有濒死的感觉。每次发作历时 1 ~ 5 分钟，很少超过 15 分钟。

（1）立即停止活动，绝对卧床。

（2）立刻舌下含服硝酸异山梨酯（消心痛）1 ~ 2 片，5 分钟能奏效。

（3）同时拨打"120"，送医院进一步检查。

三、高血压脑病

如果患者原有高血压，突然出现血压升高，伴有恶心呕吐、剧烈头痛、视线模糊，即已出现高血压脑病，需要紧急处理。

（1）立即停止活动，卧床，要半卧位。

（2）立即舌下含服硝苯地平（心痛定）1 片。

（3）还可另服利尿剂和镇静剂。

（4）马上送医院急诊就诊。

四、脑血管意外

脑血管意外包括脑出血和脑缺血。脑出血：患者突然晕倒，迅速出现昏迷，面色潮红、口眼歪斜、目光呆滞、言语不利、偏瘫、小便失禁。脑缺血：患者常有头痛、头晕、肢体发麻、沉重感或行动不利。

（1）在诊断不明的情况下，患者绝对卧床，头部略抬高。

（2）头偏向一侧，口中如有呕吐物，尽快清理干净，取下假牙。

（3）在没有明确诊断的情况下，家属尽量不要随便用药。

（3）立即拨打"120"。

五、猝死

呼唤患者无回应，压眶上、眶下无反应，即可确定患者已处于昏迷状态。再注意观察患者胸腹部有无起伏呼吸运动。如触颈动脉和股动脉无搏动，心前区听不到心跳声，可判定患者已有心搏骤停。

（1）如发现猝死的患者，应立即对患者的心前区拳击，拳击的部位是患者两乳头中间。拳击的次数一般为 1～2 次，拳击要有力，而后立即进行心脏按压。按压时用力要均匀，以一手掌平放患者胸骨下段胸壁上，另一手掌压在该手背上，上下起伏垂直按压。

（2）在对猝死者进行急救时，人工呼吸应和心脏按压同时进行。先解开患者领口，放松腰带，使其平卧，抽出枕头垫在肩下，用一手将患者颈部托直，使头后仰，打通气道，然后一手捏紧患者双侧鼻孔，急救者口唇与患者口唇密合后进行吹气。按压与人口呼吸 30∶2，做 5 个循环，观察患者神志、面色、瞳孔、脉搏、呼吸、末梢循环等，判断抢救是否有效。

（3）猝死常发生在家中、工作单位或公共场所，现场急救对其复苏有着重要的价值。在急救的同时，立即呼叫救护车。

六、失血性休克

因意外事故而导致大量失血，测不出血压。

（1）对于休克患者一定要注意，在用担架抬往救治处时，患者的头部应靠近后面的抬担架者，这样便于对休克者随时密切观察，以应对病情恶化。

（2）在将患者送往医院的途中，患者头部的朝向应与搭载他的交通工具（救护车、飞机等）前进的方向相反，以免由于加速作用导致患者脑部进一步失血。

（3）如休克者是大月份孕妇，应让她取侧卧位，否则胎儿以及巨大的子宫会压迫血管，致使回心血量减少，加重休克。

七、低血糖

表现为眩晕、眼前发黑、浑身无力、颤抖、出冷汗。一旦有患者有低血糖的症状，应采取相应的措施。一般说来，低血糖的应急措施仍然是快速升高血液中葡萄糖的浓度。所以，低血糖者不妨随身携带几块糖，紧急时还可以喝果汁、牛奶及可乐等含糖饮料。

八、窒息

真正的窒息不能说话或呼吸，脸会在短时间内变成红色或青紫色。

（1）首先要迅速叫救护车。

（2）在等待救护车的同时，需要采取以下措施：让患者身体前倾，用手掌用力拍患者后背两肩中间的位置。如果不奏效，那么需要站在患者身后，用拳头抵住患者的腹背部，用另一只手握住那个拳头，上下用力推进推出5次，帮助患者呼吸。

（3）患者也可以采取这样的自救措施：将自己的腹部抵在一个硬质的物体上，比如厨房台面，然后用力挤压腹部，让卡在喉咙里的东西弹出来。

（4）禁忌给正在咳嗽的患者喂水或是其他食物。

九、呃逆

（1）家人在吃饭时嗓子突然被东西噎住了，先问他是否能讲话。能讲话说明空气能通过嗓子，他也许自己能将东西吐出来。如果不能讲话，就用手掌在他的肩胛骨间猛击四下。

（2）千万不能试图用手将堵塞物硬取出来或用水强迫冲下去。

（3）假如他的嗓子仍然堵住，迅速采取以下方法：站在他的背后，抱住他的腰，一手握成拳头，拇指一边靠在肋骨和肚脐间的肚皮上；另一只手抓住握拳的手，快速向上猛压。如此反复多次，直到堵塞物出来为止。

（4）必要时呼叫"120"，转就近医院急诊救治。

十、儿童气管异物

异物吸入气管，就会导致气管受到刺激，突然出现剧烈的呛咳。异物堵塞气管时可能会有呛咳、憋喘、唇青紫、声嘶、面色苍白或青紫，堵塞声门时有呼吸困难、三凹征阳性、出冷汗、烦躁不安、失音，甚至窒息等，堵塞一侧支气管时，出现咳、喘、憋，呼吸快而困难。在送往医院的路上，应进行抢救。

（1）首先要清除鼻内和口腔内的呕吐物或食物残渣。

（2）让患儿俯卧在抢救者两腿间，头低脚高，然后用手掌用力在患儿两肩胛间脊柱上拍打，这样是可以咳嗽呕吐出来。

（3）如果不见效，可以把患儿翻成仰卧，背贴抢救者腿上，然后抢救者用示指和中指用力向上向后挤压上腹部，压后放松反复进行，以助异物排出。

十一、腹痛

让腹痛者躺到床上，在医生到来之前不要吃任何东西，切忌吃止疼药或泻药，不然将掩盖症状，立即去医院急诊就诊。

十二、酒醉中毒

（1）浸冷水。当酒醉者不省人事时，可取两条毛巾，浸上冷水，一条敷在后脑上，一条敷在胸膈上，并不断地用清水灌入口中，可使酒醉者渐渐苏醒。

（2）敷花露水。在热毛巾上滴数滴花露水，敷在酒醉者的脸上，此法对醒酒止吐有奇效。

（3）多喝茶。沏上绿茶（浓一些为好），凉温后让其多喝一些。由于茶叶中所含的单宁酸能分解酒精，酒精中毒的程度会减轻。

（4）轻度酒醉的人，经过急救，睡几个小时后，就会恢复常态。如果过度兴奋且已昏迷，就应去医院就诊。

（5）空腹喝酒还能引起低血糖症。此时应喝点糖开水，禁忌喝醋。要注意保暖和卧床休息。如出现抽搐、痉挛时，要防止其咬破舌头。

十三、食物中毒

（1）首先看有没有食用被污染食物的病史，因为大多数人以胃肠道的表现为首发症状，如恶心、呕吐、腹痛、腹泻等；也有部分患者以神经系统为首发症状，多见于儿童，而且起病急、症状重、精神差、嗜睡，严重者也会有休克发生。

（2）立即呼叫救护车赶往现场。在等待救护车的期间，如果患者没有呕吐和腹泻，可以让患者大量饮用温开水或稀盐水，然后把手指伸进咽部催吐，这样可以减少毒素的吸收。

（3）出现呕吐和腹泻者，暂时不用止吐和止泻药物，让其将污染的食物排出体内，可以减少毒素的吸收。如果严重的话，出现脱水现象，极易发生休克。最好让患者饮用淡盐水，增加血容量，防止休克的发生。但对于已经发生昏迷的患者，一定不要强行饮水，以免发生窒息。

十四、其他中毒

发生在家庭中的中毒一般是由于误食清洁、洗涤用品，吸入一氧化碳或是摄入杀虫剂。

（1）如果患者已经神志不清或是呼吸困难，应迅速呼叫救护车，并准备好回答如下问题：摄入或吸入什么物质，量是多少，患者体重、年龄以及中毒时间。

（2）在等待救助过程中，不要给患者吃喝任何东西，也不要试图帮助患者催吐，因为有些有毒物质在被吐出来的过程中可能会伤害到患者的其他器官。

（3）绝对禁止：直到症状出现才叫救护车，往往会延误治疗时间。

十五、昏厥（晕厥）

暂时性贫血引起的短时间意识丧失现象。患者突然衰弱无力、眼发黑、皮肤及口唇苍白、四肢发冷、出虚汗。如受惊吓，站立过久，长期卧床突然起身引起的单纯性昏厥。

（1）应让患者躺下，取头低脚高姿势的卧位，使脑部增加回流血液。

（2）盖好被子注意保暖，保持安静，喂服热茶和糖水。一般经过急救处理后，患者会恢复知觉。

（3）如是大出血和心脏病引起的昏厥，立即送医院急诊就诊。

十六、触电

（1）立即切断电源。切断电源的方法一是关闭电源开关、拉闸、拔去插销，二是用干燥的木棒、竹竿、扁担、塑料棒、皮带、扫帚把、椅背或绳子等不导电的东西拨开电线。

（2）迅速将患者移至通风处。对呼吸、心跳均已停止者，立即在现场进行人工呼吸和胸外心脏按压。人工呼吸至少要做 4 小时，或者至患者恢复呼吸为止，有条件者应行气管插管，加压氧气人工呼吸。

（3）出现神志昏迷不清者可针刺人中、中冲等穴位。

（4）呼吸、心跳恢复后立即送往医院救治，路上还要密切注意患者的病情变化。

十七、扭伤

（1）在扭伤发生的 24 小时之内，尽量做到每隔一小时用冰袋冷敷一次，每次半小时。将受伤处用弹性压缩绷带包好，并将受伤部位垫高。24 小时之后，开始给患处换为热敷，促进受伤部位的血液流通。

（2）不能随意活动受伤的关节，否则容易造成韧带撕裂，恢复起来相对比较困难。

（3）如果经过几日的自我治疗和休息之后，患处仍旧疼痛且行动不便，那么有可能是骨折、肌肉拉伤或者韧带断裂，需要立即到医院就医。

十八、关节脱位

关节脱位也称为脱臼，最常见的关节脱位现象有肩、肘、拇指和下颌关节脱位。关节脱位往往会导致受伤的关节出现畸形、肿胀、疼痛现象，往往也会导致出现不能够活动的现象，所以一定要做好相应的急救工作。

（1）关节脱位者一定要注意不要活动受伤的部位，如果是非专业的医务人员也不要试图将脱位的关节进行复位，以免伤情变得更加严重。

（2）用外衣或毛毯包绕脱位关节，并尽快送医院治疗，这也是关节脱位急救措施中很重要的一个方面。

（3）如发生的是下颌关节脱位现象，可以给予受伤者用三角巾或绷带上下缠绕头部，以承托下颌，并在头顶处打结。

十九、骨折

骨折一般都有疼痛、伤肢畸形、活动困难、血肿等症状。骨折有两种：①皮肤不破，没有伤口，断骨不与外界相通的叫闭合性骨折；②骨头尖端穿破皮肤，有伤口，断骨与外界相通的叫开放性骨折。

（1）骨折有伤口时要马上止血。疼痛剧烈的给止痛片。受伤部位进行包扎固定，不随便搬动。

（2）开放性骨折先用消毒纱布棉花包扎患处，用夹板固定（无夹板可用木棍、树枝、竹竿代替）。包扎时夹板垫以软物以防皮肤受损。要把伤肢的上下两个关节固定起来，先绑骨折上端，动作要轻，受伤部位不要绑得太紧，送医院救治。

二十、烫伤

（1）不能采用冰敷的方式治疗烫伤，冰会损伤已经破损的皮肤导致伤口恶化。可用冷水局部降温10分钟。

（2）不要弄破水泡，否则会留下瘢痕，也不要随便将抗生素药膏或油脂涂抹在伤口处，这些黏糊糊的物质很容易沾染脏东西。用一块干净、潮湿的敷料覆盖。

（3）伤处肿胀时，去掉手表、手镯、戒指等，将敷料轻轻固定包扎，注意不要太紧。于伤处对侧系住绷带。

二十一、外伤止血

（1）先用自来水、纯净水等冲洗伤口，如果伤口有油污，可以用肥皂水清洗，尽量清除伤口周围的污物。

（2）指压止血。根据动脉的走向，在出血伤口的近心端，用手指压住动脉，可以临时止血，多用于头、颈、四肢动脉出血。

（3）加压包扎止血。用消毒纱布或干净的毛巾、布块折成比伤口稍大的垫，盖住伤口，再用绷带或布带扎紧。注意包扎不宜过紧，顺伤口方向包扎。

（4）止血带止血。用橡皮或布条缠绕扎紧伤口上方肌肉多的部位，其松紧以摸不到远端动脉搏动、伤口止血为宜。过松无止血作用，过紧会影响血液循环，损害神经，过几分钟松开一下，以免造成肢体坏死。

二十二、中暑

（1）搬移。迅速将患者抬到通风、阴凉、干爽的地方，使其平卧并解开衣扣，松开或脱去衣服，如衣服被汗水湿透应更换衣服。

（2）降温。患者头部可捂上冷毛巾，可用 50% 酒精、白酒、冰水或冷水进行全身擦浴，然后用蒲扇或电扇吹风，加速散热。有条件的也可用降温毯给予降温。但不要快速降低患者体温，当体温降至 38℃以下时，要停止一切冷敷等强降温措施。

（3）促醒。患者若已失去知觉，可指掐人中、合谷等穴，使其苏醒。若呼吸停止，应立即施行人工呼吸。

（4）补水。患者仍有意识时，可给一些清凉饮料，在补充水分时，可加入少量盐或小苏打水。但千万不可急于补充大量水分，否则会引起呕吐、腹痛及恶心等症状。

（5）转送。对于重症中暑患者，必须立即送医院诊治。搬运患者时，应用担架运送，不可使患者步行，同时运送途中要注意，尽可能地用冰袋敷于患者额头、枕后、胸口、肘窝及大腿根部，积极进行物理降温，以保护大脑、心肺等重要脏器。

二十三、异物入眼

任何细小的物体或液体，哪怕是一粒沙子或是一滴洗涤剂进入眼中，都会引起眼部疼痛，甚至损伤眼角膜。

（1）首先是用力且频繁地眨眼，用泪水将异物冲刷出去，如果不奏效，就将眼皮捏起，然后在水龙头下冲洗眼睛。注意一定要将隐形眼镜摘掉。

（2）绝对不能使劲揉眼睛，无论多么细小的异物都会划伤眼角膜并导致感染。如果异物进入眼部较深的位置，那么务必立即就医。

（3）如果是腐蚀性液体溅入眼中，必须马上去医院进行诊治；倘若经过自我处理后眼部仍旧不适，出现灼烧、水肿或是视力模糊的情况，也需要请医生借助专业仪器来治疗，切不可鲁莽行事。

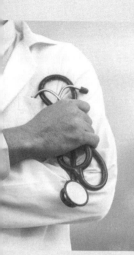

第三篇

检查篇之化验、医技检查

科 学 就诊 知 多少

第七章　血液标本检验

第一节　影响血液标本检验结果的相关因素

血液是临床检验最重要的一种标本，血液标本检验项目众多，而血液标本的质量直接影响检验结果，比如饮食对血液中的葡萄糖和血脂等结果的影响，运动后会使白细胞计数结果升高，一天内不同采血时间也会对一些指标结果造成差异等。因此，血液标本的合适采集非常关键。血液标本包括静脉血、动脉血、末梢血，下面主要介绍静脉血的采集要求。

1. 饮食对检验结果的影响

大多数生化检验原则上要求空腹采血，因为饮食后可使血液的一些成分发生改变而影响测定结果。如高脂饮食后甘油三酯可高达空腹时的数十倍；高糖饮食后使血糖明显升高。高蛋白饮食尤其是进食动物内脏及贝类等可使血尿酸增高；长期饮酒后可使高密度脂蛋白增高。另外，饮食后甘油三酯增高形成的脂血，会对一些以比色法或比浊法为原理的检验项目造成一定的影响。但是长期饥饿也会导致一些结果异常，如血浆蛋白质、甘油三酯、胆固醇及尿素等降低，相反血肌酐和尿酸升高。

饮食对部分检验指标的影响

饮食	结 果 增 高	结果降低
普通进餐	甘油三酯、葡萄糖（血糖）	
高蛋白 / 核酸	血尿素、尿酸、血氨	
高脂肪	甘油三酯	
动物血或内脏	大便隐血假阳性（化学法）、尿酸、胆固醇	
海鲜	尿酸	
咖啡	淀粉酶、谷丙转氨酶、谷草转氨酶、促甲状腺激素、葡萄糖（血糖）	
饮酒	甘油三酯、γ – 谷氨酰转移酶、高密度脂蛋白、尿酸（啤酒）	葡萄糖（血糖）
抽烟	儿茶酚胺类激素（肾上腺素）、胃泌素、皮质醇、生长激素、碳氧血红蛋白、血细胞比容、癌胚抗原、乳酸、尿酸	免疫球蛋白

2. 药物对检验结果的影响

很多药物对检验有干扰作用。药物可改变某些物质在体内的代谢或干扰测定过程中的化学反应，使检验结果增高或降低。如服用大剂量的维生素 C 可使血糖降低，阿司匹林能够影响血小板功能，吗啡类药物可使谷丙转氨酶、谷草转氨酶、碱性磷酸酶等升高。

3. 运动和精神因素对检验结果的影响

精神紧张、情绪激动和运动可以影响神经 – 内分泌系统，使儿茶酚胺、皮质醇、血糖、白细胞、中性粒细胞升高；运动也可以导致肌肉有关的血清酶不同程度的增加，如肌酸激酶、乳酸脱氢酶、谷丙转氨酶、谷草转氨酶、儿茶酚胺类激素（如肾上腺素）等。

4. 采集标本时体位对检验结果的影响

人体的体位姿势不同可使某检验结果发生改变。如卧位改站位时血管内的水分从血管内流出，使血液中某些大分子物质浓缩，故总蛋白、白蛋白、脂肪酶等升高。采血部位的不同也可使某些检验结果发生改变，如血常规检验，静脉血与末梢血结果就有一定的差别；动脉血和静脉血的血气结果差异更大。

5. 输液

应尽可能避免在输液时采血，因为输液不仅使血液稀释，而且输液的成分或其代谢物会严重干扰检验结果。最常见的干扰项目是葡萄糖和电解质。一般情况下，输入碳水化合物、氨基酸、蛋白质或电解质的患者应在输液结束后 1 小时后采血，而输入脂肪乳剂患者应在 8 小时后采血。如果必须在输液时采血检验。也要避免在输液同侧静脉采血。

第二节　血液采集的要求

1. 空腹的定义及要求

临床所谓的"空腹"，包括手术空腹和检验（检查）空腹，两者要求不完全一样，手术空腹需禁食、禁饮，而检验空腹一般是指在抽血的前一天晚上，患者或体检者保持平时的生活习惯，维持正常的饮食结构，并做到晚饭要清淡，不饮酒、咖啡、浓茶，不吃夜宵，不要熬夜，可正常饮水，第二天早晨起来后，不吃早餐，少喝点水，不做早锻炼，心绪平稳地到医院静候采血。这样的血标本才是准确反映身体状况的好标本。

然而有的患者担心吃饭会影响化验结果，甚至在抽血的前一天晚上就开始不吃晚饭等着去化验，这也是错误的。因为身体若处在过度饥饿状态，体内各项功能指标数会有非正常变化，这样就会导致采集的血样与实际情况有所不同。所以，这样化验出来的结果即使"正常"，也可能并未准确反映患者的真实情况，尤其是对糖尿病患者的影响明显，因为饥饿时间过长，就会有低血糖休克风险。因此，糖尿病患者在化验空腹血糖前，前一天晚上一定要正常饮食。

2. 采血前后注意事项

（1）一般要求被检者正常饮食，抽血前一天不吃过于油腻、高蛋白的食物，避免饮酒。

（2）需空腹抽血项目于前一天晚餐后开始禁食，但也要避免过度空腹。

（3）抽血时应放松心情，处于安静状态，避免因紧张、恐惧造成血管的收缩，增加采血的困难和影响结果。

（4）抽血后，需在针孔处进行局部按压 3 ~ 5 分钟进行止血。不要揉搓采血部位，按压时间也要足够，以免引起血液渗至皮下造成瘀青。

（5）抽血后出现晕针症状如头晕、眼花、乏力、出冷汗等，应立即平卧，饮少量糖水，休息至症状缓解。

（6）若局部出现瘀点或皮下血肿，须于 24 小时后用温热毛巾湿敷，可促进吸收。但不要立即热敷，以免因血管扩张造成进一步出血。

常见真空采血管种类及用处

头盖颜色	标本类型	添加剂	临床用途
金黄色 分离胶管	血清	促凝剂 惰性分离胶	生化、免疫项目检测
红色	血清	无添加剂	生化、免疫、PCR 项目检测
浅蓝色	血浆 全血	3.2% 枸橼酸钠 与血样比为 1:9	凝血功能、PCR 项目检测

（续表）

	头盖颜色	标本类型	添加剂	临床用途
	绿色	血浆	肝素钠	血流变、生化、免疫项目检测
	紫色	全血血浆	EDTA-K$_2$	血常规、PCR 项目检测
	黑色	全血	3.8% 枸橼酸钠与血样比为 1:4	血沉检测

第三节　尿液检验

尿液是血液流经肾脏时在肾脏生成，由尿道排出体外，因此尿液中的成分变化可以反映泌尿系统及其他组织器官的功能情况，尤其是对泌尿系统疾病的诊断与治疗具有重要的参考价值。由于尿液标本容易受到饮食等其他因素的影响，所以正确、合理采集尿液标本是尿液检验结果准确的内容之一。

一、尿液标本采集的要求

（1）患者按平常生活、饮食，且处于安静状态下。

（2）用于尿培养的标本必须在使用抗生素治疗之前留取，以利于细菌生长。

（3）过度饮食或空腹、饮酒、吸烟、运动、性生活等可影响某些检验结果。

（4）采集尿液前清洁外阴，女性患者应特别注意避免阴道分泌物或经血污染尿液。

（5）标本留取后，应及时送检。

二、尿液标本种类

1. 随机尿

用清洁容器随时留取的一次尿液。收集时应先排去少量的前段尿，然后收集中间一段的尿液，留 5 ~ 10ml 即可。由于患者留尿前没有采取任何的措施和检验前的准备，随时留取，因而随机尿不能准确反映患者状况。比如，留尿前喝了大量的水，尿液标本稀释而造成结果不是很可靠。但随机尿标本新鲜、易得，最适合于门诊、急诊患者的尿液检查。

2. 晨尿

留取清晨起床后、但未进食也未做运动之前排出的第一次尿液。与随机尿一样，收集时应排去少量前段尿，然后收集中段尿。晨尿在膀胱里至少存留 6 ~ 8 小时，尿中的成分较浓缩，可以提高阳性检出率，同时晨尿也没有饮食的影响。

3. 24 小时尿

由于受饮食、运动和出汗等因素影响，一天 24 小时内不同的时间段尿液的排出量和其中成分的浓度变化较大。因此，为了获得更为准确的结果，一些肾脏疾病的患者经常留取 24 小时尿。24 小时尿就是收集一天 24 小时内所有的尿液。具体采集方法是，收集前先准备一个容量 3 000 ~ 5 000ml 的洁净大容器，于当日清晨 7 时将尿液排出弃去并排空膀胱，收集以后排出的所有尿液，包括至次晨 7 时排尽的最后一次尿，即 24 小时尿液。量取并记录 24 小时尿液总量，混匀、留取 10 ~ 20ml 送检。尿液收集期间将容器应放在冰箱冷藏或阴凉处，如果气温高，尿液中需要加入防腐剂保护，防腐剂的种类和加入量建议去检验科咨询。

24 小时尿主要用于 24 小时尿总蛋白、微量白蛋白、尿糖、电解质、肌酐清除率试验、儿茶酚胺、17-羟皮质类固醇、17-酮类固醇等化学物质定量等检查。

第四节　粪便标本采集

粪便是食物在消化道经消化和吸收营养后剩余的残渣。粪便检查对各种腹泻、消化道出血和消化道肿瘤的筛查具有重要的作用。

1. 成人粪标本

用指定的容器收集粪便标本，为便于开盖，容器不应超过 2/3。挑取含有黏液、脓血等异常病变成分的粪便于洁净容器中及时送检，请勿用卫生纸、纸尿裤或尿布留取粪便标本，这些材料容易吸收粪便中的水分而使粪便干燥。如果查找阿米巴滋养体，粪便应立即送检，同时注意运送过程中需要保温，以免滋养体死亡或丧失活力而不利于检出。如做粪便隐血检查，试验前 3 天应禁食含动物血的食物，禁服铁剂、维生素 C 等药物，以免干扰试验结果。

2. 儿童粪标本

小孩出现了拉肚子的症状，家长需要将小孩的大便留在不吸水的容器上，或者食品袋也可以，用棉签或者纸尿裤上的大便都是不对的，因为纸尿裤会吸水，同时也可能会将大便中存在的白细胞或者红细胞吸走，将这样的标本给医务人员没有任何意义，反而会耽误自己的病情，所以家长要注意。留取大便的时候，尽量选有黏稠状或者带血的部分，避免耽误病情。如果不知道怎么选取大便标本，那就都带去医院让医务人员来选择。

第五节　其他标本采集

1. 精液标本

精液由精子和精浆组成，精子是男性的生殖细胞，而精浆为精子的发育和成熟提供营养和能量，所以精子的数量和质量以及精浆中某些成分的异常改变严重影响男性的生育功能。因此，精液的采集也必须严格要求，否则会导致误诊、误治。精液采集一般采用手淫方法，采集前应禁欲 4 ~ 7 天，采集时应将全部精液装入容器中，不能使用避孕套收集精液，因为避孕套中的某些成分会影响精子活力；而且精液运送时注意保温，立即送检。

2. 前列腺液标本

前列腺液是前列腺分泌的乳白色液体，是精液的重要成分，可维持精液的酸碱度，参与精子的能量代谢。前列腺液检查主要是用于前列腺炎、前列腺肿瘤、前列腺结核和性传播疾病的诊断和疗效评估。前列腺液的采集由专科医生采集，主要是通过按摩前列腺，但前列腺液采集后必须立即送检，否则标本干涸无法检验。

3. 阴道分泌物标本

阴道分泌物，俗称白带，是女性生殖系统分泌的液体。阴道分泌物检查主要用于女性生殖系统炎症、肿瘤等的诊断。阴道分泌物由妇产科医师采集，采集时用消毒棉签取少许白带置于已准备好的无菌生理盐水试管中送检。取阴道分泌物之前应避免性生活、阴道冲洗和局部用药。取材后，应立即送检。检查阴道毛滴虫时标本送检应注意保温，活动的滴虫有利于检出。

4. 痰液标本

痰液是呼吸系统的分泌物，痰液检验对呼吸系统感染和肿瘤可以做出明确诊断。临床上，痰液标本主要用于微生物学检查，然而由于上呼吸道存在大量正常菌群和唾液，痰液标本的质量必须严格控制。留取痰液标本多数采用自然咳痰，由患者自己留取。自然咳痰应注意以下要求。

（1）一般在用药前留取痰液进行培养检查。

（2）以清晨用清水漱口后，从气管深处咯出的第一口痰为宜。

（3）痰标本必须置于无菌容器中及时送检。

（4）痰液查找肿瘤细胞时，应挑选带有血丝、灰白色、有透明黏液的痰，因癌细胞在痰液中容易发生自溶，并立即送检。

第六节　参考区间与结果评价

绝大多数检验项目都有一个参考区间，检验报告中如果检验结果超出参考区间，一般会有箭头（或其他标识）给予提示，如果您的结果超出参考区间范围时不必恐惧，要考虑下面几种可能。

（1）参考区间是一统计学范畴，一般仅覆盖 95% 的正常人群，但仍有 5% 的正常人不在这参考区间内。因此，即使结果超出参考区间也不必紧张，也可能您就属于这 5% 人群。

（2）采集标本的时间、体位、部位、采血方法等使测定结果超出此参考区间。

（3）饮食、服药、运动等因素使测定结果超出此参考区间。

（4）年龄、性别、职业、生活环境不同使检测结果超出参考区间。

（5）参考区间还受所用检验方法、试剂、仪器等因素影响，即使同一项目使用不同的仪器或不同的检验方法，其检测结果和参考区间均不相同。

（6）在检验医学中，检验项目根据临床意义可分为辅助性诊断、支持性诊断、排除性诊断和确诊，除少数检验项目是确诊项目，其余大部分检验项目仅具有辅助性诊断和支持性诊断意义。临床上，经常联合其他检验项目一起检测，单个检验项目异常并不能说明问题。

因此，当您的结果不在参考区间范围内时，应正确对待，排除上述原因，再结合临床症状，由临床医生做出正确诊断，最好间隔一段时间再进行复查。

第七节　门诊患者常规检验一般流程图

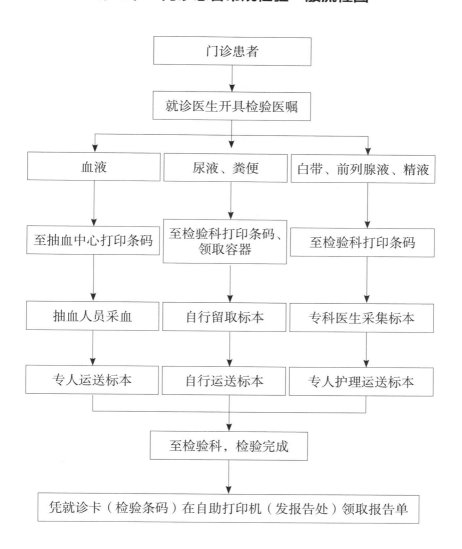

第八章 常见检验项目参考区间值

一、血常规（参考区间来源：卫生部临床检验行业标准）

项目名称	性别	年龄段	参考区间	单位
白细胞数		0 ~ 4	8 ~ 12	$10^9/L$
		≥ 5	3.9 ~ 9.5	$10^9/L$
中性粒细胞数		0 ~ 4	2.4 ~ 4.8	$10^9/L$
		≥ 5	1.8 ~ 6.3	$10^9/L$
中性粒细胞百分数		0~ ~ 4	30 ~ 40	%
		≥ 5	40 ~ 75	%
淋巴细胞数		0 ~ 4	4 ~ 8.4	$10^9/L$
		≥ 5	1.1 ~ 3.2	$10^9/L$
淋巴细胞百分比		0 ~ 4	50 ~ 70	%
		≥ 5	20 ~ 50	%
单核细胞绝对值		0 ~ 4	0.24 ~ 0.96	$10^9/L$
		≥ 5	0.1 ~ 0.6	$10^9/L$
单核细胞百分比		0 ~ 4	3 ~ 8	%
		≥ 5	3 ~ 10	%
嗜酸性粒细胞绝对值		0 ~ 4	0.05 ~ 0.5	$10^9/L$
		≥ 5	0.02 ~ 0.52	$10^9/L$
嗜酸性粒细胞百分数		0 ~ 4	0.5 ~ 5	%
		≥ 5	0.4 ~ 8	%
嗜碱性粒细胞数		0 ~ 4	0 ~ 0.1	$10^9/L$
		≥ 5	0 ~ 0.06	$10^9/L$

（续表）

项目名称	性别	年龄段	参考区间	单位
嗜碱性粒细胞百分数			0 ~ 1	%
红细胞数		0 ~ 4	4 ~ 5.5	10^{12}/L
	男	≥ 5	4.3 ~ 5.8	10^{12}/L
	女	≥ 5	3.8 ~ 5.1	10^{12}/L
血红蛋白量		0 ~ 4	110 ~ 160	g/L
	男	≥ 5	130 ~ 175	g/L
	女	≥ 5	115 ~ 150	g/L
红细胞比积		0 ~ 4	0.34 ~ 0.48	
	男	≥ 5	0.4 ~ 0.50	
	女	≥ 5	0.35 ~ 0.45	
平均红细胞体积		0~4	73 ~ 100	fl
	男	≥ 5	81.8 ~ 95.5	fl
	女	≥ 5	82.9 ~ 98	fl
平均红细胞血红蛋白含量			27~34	pg
平均红细胞血红蛋白浓度		0 ~ 4	320 ~ 410	g/L
		≥ 5	316 ~ 354	g/L
红细胞体积分布 −SD		0 ~ 4	37 ~ 54	fl
		≥ 5	39 ~ 52	fl
红细胞分布宽度 CV		0 ~ 4	11 ~ 16	%
		≥ 5	11.6 ~ 16.6	%
血小板数		0 ~ 4	100 ~ 400	10^9/L
		≥ 5	125 ~ 350	10^9/L
平均血小板体积		0 ~ 4	9 ~ 13	fl
		≥ 5	7.4 ~ 11.1	fl
血小板体积分布宽度		0 ~ 4	9 ~ 17	fl
		≥ 5	10 ~ 15	fl
大血小板百分数		0 ~ 4	13 ~ 43	%
		≥ 5	14 ~ 46	%

二、尿常规（参考区间来源：卫生部临床检验行业标准）

项目名称	参考区间
尿量	成人：1 000 ~ 1 600ml/24h
颜色	淡黄色
透明度	清晰透明
酸碱反应	pH 5 ~ 7
尿比重	1.015 ~ 1.025
蛋白质	阴性
尿糖	阴性
红细胞	偶见
尿沉渣、白细胞	0 ~ 3/HP
上皮细胞	少量
透明管型	偶见
颗粒管型	无
尿酮	阴性
尿胆原	阴性
胆红素	阴性或弱阳性

三、粪常规（参考区间来源：卫生部临床检验行业标准）

项目名称	参考区间
颜色	黄色
性状	成形、柱状、软
黏液	石蜡油样光彩
红细胞	偶有
白细胞	少
巨噬细胞	少
上皮细胞	少
寄生虫	无
隐血实验	阴性

四、肝功能【参考区间来源：全国临床检验操作规程（第四版）】

项目名称	参考区间
ALT ／ AST （0 ~ 40μmol/L）	ALT 男：9 ~ 50μmol/L 　　女：7 ~ 40μmol/L AST 男：15 ~ 40μmol/L 　　女：13 ~ 35μmol/L
总胆红素	3.4 ~ 17.1μmol/L
直接胆红素	≤ 3.4μmol/L
总蛋白	65 ~ 85g/L
血清白蛋白	40.0 ~ 55.0g/L
碱性磷酸酶	男：45 ~ 125U/L 女：20-49 岁 35 ~ 100U/L 50-79 岁 50 ~ 135 U/L
γ-谷氨酰基转移酶	10 ~ 60U/L
胆固醇	< 5.18mmol/L
甘油三酯	< 1.7mmol/L
高密度脂蛋白胆固醇	男性：1.16 ~ 1.42y 女性：1.29 ~ 1.55y
低密度脂蛋白胆固醇	2.7 ~ 3.1mmol/L

五、肾功能【参考区间来源：全国临床检验操作规程（第四版）】

项目名称	参考区间
血尿素	男：≤ 59 岁 3.1 ~ 8.0μmol/L 　　≥ 60 岁 3.6 ~ 9.5μmol/L 女：≤ 59 岁 2.6 ~ 7.5μmol/L 　　≥ 60 岁 3.1 ~ 8.8μmol/L
肌酐	男：≤ 59 岁 57 ~ 97μmol/L 　　≥ 60 岁 57 ~ 111μmol/L 女：≤ 59 岁 41 ~ 73μmol/L 　　≥ 60 岁 41 ~ 81μmol/L
血尿酸	男：208-428umol/L 女：155-357umol/L
蛋白尿	定性：阴性 定量：< 150mg/d

六、血糖【参考区间来源：全国临床检验操作规程（第四版）】

项目名称	参考区间
血糖	3.9 ～ 6.1mmol/L

七、乙肝五项【参考区间来源：全国临床检验操作规程（第四版）】

项目名称	参考区间
乙肝表面抗原（HBsAg）	阴性
乙肝表面抗体（抗–HBs）	阴性 / 阳性
乙肝 e 抗原（HBeAg）	阴性
乙肝 e 抗体（抗–HBe）	阴性
乙肝核心抗体（抗–HBc）	阴性

八、肿瘤指标

项目名称	参考区间	参考区间来源*
甲胎蛋白	（0 ～ 15ng/ml）	厂商推荐
癌胚抗原	（0 ～ 5ng/ml）	厂商推荐
糖类抗原 CA72–4	（0 ～ 8.2 U/ml）	厂商推荐
糖类抗原 CA15–3	（0 ～ 31.3U/ml）	厂商推荐
糖类抗原 CA19–9	（0 ～ 39 U/ml）	厂商推荐
糖类抗原 CA125	（0 ～ 35.0 U/ml）	全国临床检验操作规程（第四版）
糖类抗原 CA50	（0 ～ 25.0U/ml）	厂商推荐
前列腺特异抗原（PSA）	（0 ～ 4.0 ng/ml）	全国临床检验操作规程（第四版）
游离前列腺特异性抗原（FPSA）	fpsA/tpsA ＞ 25%	全国临床检验操作规程（第四版）
	≤ 0.93ng/ml	
神经元特异性烯醇化酶（NSE）	0 ～ 17ng/ml	厂商推荐
细胞角质素片断（CrFRA21–1）	0 ～ 3.3ng/ml	全国临床检验操作规程（第四版）

（续表）

项目名称	参考区间	参考区间来源*
SCC 鳞癌相关抗原	0 ～ 1.5ng/ml	全国临床检验操作规程（第四版）
肺癌抗原 LT–A	阴性	厂商推荐
铁蛋白 FER	男：21.81 ～ 274.66ng/ml	厂商推荐
	女：4.63 ～ 204 ng/ml	
糖类抗原 242	0 ～ 20IU/ml	全国临床检验操作规程（第四版）
β2 微球蛋白（β2–M）	血清：0.8 ～ 2.8mg/L	全国临床检验操作规程（第四版）
	尿：0.03 ～ 0.10mg/L	

*：不同检测试剂，其参考区间可能不一致。

九、心肌酶谱

项目名称	正常值	参考区间来源
乳酸脱氢酶（LDH）	120 ～ 250 IU/L	全国临床检验操作规程（第四版）
谷草转氨酶（AST）	男：15 ～ 40IU/L	全国临床检验操作规程（第四版）
	女：13 ～ 35 IU/L	
磷酸肌酸激酶（CK）	男：50 ～ 310 IU/L	全国临床检验操作规程（第四版）
	女：40 ～ 200 IU/L	
磷酸肌酸激酶同工酶（CK–MB）	0.6~6.3ng/ml	厂商推荐

十、甲状腺激素

项目名称	正常值	来源*
三碘甲状原氨酸（T$_3$）	0.92 ～ 2.79 nmol/L	厂商推荐
甲状腺素（T$_4$）	58.1 ～ 140.6 nmol/L	厂商推荐
游离碘甲状腺素（FT$_3$）	3.5 ～ 6.5 pmol/L	厂商推荐
游离四碘甲状腺素（FT$_4$）	11.5 ～ 22.7 pmol/L	厂商推荐

（续表）

项目名称	正常值	来源*
促甲状腺素（TSH）	2~12 岁：0.64 ~ 6.27 mIU/L	厂商推荐
	12 ~ 18 岁：0.51 ~ 4.94 mIU/L	
	> 18 岁：0.55 ~ 4.78 mIU/L	

*：不同检测试剂，其参考区间可能不一致。

十一、自身抗体筛查【参考区间来源：全国临床检验操作规程（第四版）】

项目名称	参考区间
抗核抗体	阴性或＜1：40
类风湿因子	正常 1：16
抗中性粒细胞胞浆抗体	阴性或＜1：10

十二、类风湿相关抗体【参考区间来源：全国临床检验操作规程（第四版）】

项目名称	参考区间
类风湿因子	阴性
抗环瓜氨酸多肽抗体	阴性
抗角蛋白抗体	阴性
抗核周因子抗体	阴性
葡萄糖 6 磷酸异构酶抗体	阴性

第九章　检验异常指标与疾病

一、乙型病毒性肝炎感染标志物的检验

项　目	简要临床意义
乙型肝炎表面抗原（HBsAg）	阳性：乙肝
乙型肝炎表面抗体（HBsAb）	阳性：注射乙肝疫苗、既往感染过 HBV，是乙肝痊愈的标志
乙型肝炎e抗原（HBeAg）	乙型肝炎病毒复制旺盛
乙型肝炎核心抗体（Anti-HBc）	乙肝急性感染恢复期或慢性持续性感染期
乙型肝炎e抗体（HBeAb）	HBeAb出现于HBeAg阴转后，对急性肝炎来说是病情趋于好转，预后良好的象征，但并不说明HBV-DNA已停止复制，传染性消失
乙型肝炎核心抗体（Anti-HBcIgM）	乙肝病毒感染恢复期
乙型肝炎病毒外膜蛋白前S1抗原	乙肝病毒处于复制期，特别是乙肝e抗原阴性时可判断病毒是否复制
乙型肝炎病毒核酸检测（HBV-DNA）	病毒复制和存在的指标，与其传染性呈正相关。

二、肿瘤标志物的实验室检验

1. 常见肿瘤标志物的检验

项 目	简要临床意义
甲胎蛋白（AFP）	增高：肝癌、生殖道癌、肺癌、胃癌、肝硬化、急性病毒性肝炎、孕妇
癌胚抗原（CEA）	增高：炎症、肝硬化、消化性溃疡、溃疡性结肠炎、直肠息肉、肺气肿、良性乳腺疾病、胰腺炎、糖尿病结肠炎
糖类抗原	CA19-9增高：胰腺癌、结肠癌、肺癌、胆囊癌、胆管阻塞、胰腺炎、囊性纤维化和肝病 CA125增高：卵巢癌、输卵管和子宫内膜癌 CA72-4增高：卵巢癌 CA15-3增高：乳腺癌、肺癌、卵巢癌、子宫内膜癌、膀胱癌和胃肠道肿瘤、肝硬化、肝炎、SLE、肉瘤、结核和非肿瘤性乳腺病等 CA50增高：胃肠道肿瘤和胰腺癌等
神经元特异性烯醇化酶（NSE）	增高：小细胞肺癌、干细胞肿瘤、神经内分泌肿瘤和缺氧后昏迷辅助诊断，多用于监测肿瘤复发
鳞状细胞癌相关抗原（SCC）	增高：非小细胞肺癌和头颈部鳞癌。单独SCC测定不能用于解释出现或未出现恶性肿瘤，但可用于监测肿瘤复发
总/游离前列腺特异性抗原（TPSA/FPSA）	增高：前列腺癌、前列腺增生炎症。在直肠指检前和前列腺活检后几周内PSA假性增高、FPSA有助于鉴别50～75岁的前列腺癌和良性前列腺病变患者、有助于预后和治疗监测
细胞角蛋白19片段CYFRA21-1	增高：非小细胞肺癌和头颈部肿瘤，与CEA联合检测可将肺腺癌检测敏感性提高到55%
降钙素测定	增高：甲状腺髓样癌、白血病、骨髓增生性疾病、家族性嗜铬细胞瘤、肾功能不全、肺癌和胰腺肿瘤等

（续表）

项 目	简要临床意义
血清人绒毛膜促性腺激素（HCG）	增高：葡萄胎、绒毛膜癌、生殖细胞肿瘤、卵巢癌、膀胱癌、胰腺、肝癌以及子宫内膜异位症、肝硬化等 减低：流产、妊娠毒血症和死胎等
α-L-岩藻糖苷酶	增高：原发性肝癌、慢性肝炎、肝硬化和转移性肝癌
铁蛋白（Fer）	增高：白血病、淋巴瘤、胰腺肺肝脏的实体肿瘤／乳腺癌的复发转移；各种炎症、心梗、肝硬化、肝坏死等
β2微球蛋白（β_2-M）	增高：白血病、淋巴瘤、多发性骨髓瘤。当血 β_2 微球蛋白增高和尿 β_2 微球蛋白减低时，提示为肾小球疾病。当血 β_2 微球蛋白减低和尿 β_2 微球蛋白增高时，提示为肾小管疾病
尿核基质蛋白22（NMP22）	可为膀胱肿瘤的早期治疗和改善预后提供指导，有助于对膀胱癌的临床筛选、早期诊断、预后监测提供帮助
轻链KAPPA、LAMBDA定量	增高：浆细胞疾病、肾功能异常、原发性淀粉样变性、炎症、神经系统疾病和肿瘤等

2. 肿瘤标志物联合应用

一种肿瘤可分泌多种肿瘤标志物（TM），而不同的肿瘤或同种肿瘤的不同组织类型可有相同的肿瘤标志物。在不同的肿瘤患者体内，肿瘤标志物的质和量也变化很大，因此单独检测一种肿瘤标志物，可能会因为测定方法的敏感性不够而出现假阴性，联合检测多种肿瘤标志物有利于提高检出的阳性率。肿瘤标志物联合检测的临床应用推荐如下：

肿瘤	首选标志物	补充标志物
肺癌	CEA/NSE	TPA/SCC/ACTH/CT/CA2-4/Fer
肝癌	AFP	AFU/ALP/γ-GT

（续表）

肿瘤	首选标志物	补充标志物
乳腺癌	CA15-3	CEA/CA72-4/ HCG/ER//erbB2/Fer
胃癌	CA72-4	CEA/CA19-9/CA50/Fer
胰腺癌	CA19-9	CA74-2/CA50/ALP/CEA/TPA/Fer
前列腺癌	PSA	F-PSA/PAP/ALP
结直肠癌	CEA	CA19-9/CA72-4/NSE
卵巢癌	CA125/HE4	CEA/HCG/CA19 9/TP/AFP
睾丸肿瘤	AFP/HCG	LDH
宫颈癌	SCC	CA125/CEA/TPA
肾癌	无	肾素、CA15- 3/NSE
膀胱癌	无	TPA/CEA
骨髓癌	β_2-MG/K-LC/ λ -LC	
淋巴瘤	β_2-MG	Ki-67

三、自身免疫性疾病相关的实验室检验

自身抗体筛查检验-抗核抗体谱 17 项

项 目	简要临床意义
抗核抗体（ANA）	增高：SLE、混合结缔组织病、斯耶格伦综合征、类风湿关节炎、混合结缔组织病、皮肌炎、硬皮病、钙质沉着、雷诺综合征、食管蠕动障碍、肢端硬化和毛细血管扩张、自身免疫性肝炎、桥本甲状腺炎和重症肌无力等
抗核提取物抗体（ENA）	
1抗Sm抗体	Smith抗体阳性： 见于SLE，对SLE的特异性达98%，但是敏感性较低，仅为20%～30%
2抗核小体抗体	抗核小体抗体阳性： 为SLE特异性抗体，阳性率达82%～86%
3抗nRNP抗体	抗nRNP抗体： 对SLE的诊断有一定意义，阳性率为45%～60%

（续表）

项 目	简要临床意义
4抗核糖体抗体	抗核糖体抗体：SLE，且与患者的精神症状有关，抗核糖体抗体在SLE中阳性率为20%~30%
5抗SSA/Ro60抗体 6抗SSA/Ro52抗体	抗SSA/Ro60抗体和抗SSA/Ro52抗体阳性：干燥综合征（75%），30%~40%SLE和20%原发性胆汁性肝硬化，在100%的新生儿红斑狼疮中抗SSA抗体呈阳性
7抗SSB抗体	抗SSB（La）抗体阳性：仅见于10%~20%的SLE和40%~80%的干燥综合征
8抗组蛋白抗体	抗组蛋白抗体：药物性红斑狼疮阳性率高达95%以上
9抗Jo-1抗体	抗Jo-1抗体阳性：多肌炎，25%~35%
10抗PM-Scl抗体	抗PM-Scl抗体：多肌炎与硬化症的重叠综合征中，其阳性率为50%
11抗Scl-70抗体	Scl-70抗体阳性：20%~40%的硬皮病、25%的进行性系统性硬化症
12抗Mi-2抗体	抗Mi-2抗体阳性：10%~15%的急性皮肌炎
13抗P-CAN抗体	抗P-CAN抗体阳性：MPA、CSS、新月性肾炎、SLE、类风湿性关节炎
14抗Ku抗体	抗Ku抗体阳性：多发性肌炎、狼疮及硬皮病等。抗Ku抗体在肌炎患者中的阳性率为1%~7%
15抗AMA-M2抗体	抗AMA-M2抗体阳性：原发性胆汁性肝硬化，阳性率为94%
16抗CENP-B抗体	抗CENP-B抗体阳性：局限性硬皮病CREST综合征患者，50%~90%为阳性，在弥漫性硬皮病患者中仅10%病例为阳性
17抗双链脱氧核糖核酸（dsDNA）	增高：50%~80%SLE，对SLE有较高的特异性，且与SLE的活酸动性相关

四、生殖及其疾病相关的实验室检验

1. 妊娠相关的检验

项 目	简要临床意义
妊娠试验	阳性：①正常妊娠：14天左右即可出现阳性反应，在怀孕60～80天时阳性程度最强，阳性率达98%以上；②宫外孕、不完全流产、绒癌、恶性葡萄胎、畸胎瘤、睾丸肿瘤等
孕酮	增高：①正常妊娠；②病理学意义见"性激素检验"
人绒毛促性腺激素（HCG）	增高：①诊断早期妊娠；②先兆流产：正常妊娠，其血清HCG水平应与孕周相吻合。明显低值：胚胎胎盘发育异常；③异常妊娠：HCG定量+超声波检查可鉴别正常和异常妊娠；④滋养细胞疾病或肿瘤：葡萄胎、恶性葡萄胎、绒毛膜上皮癌及睾丸畸胎瘤等；⑤一般自然或人工流产后，血HCG每天递减50%，半个月内应转为正常

2. 优生优育检验

项 目	简要临床意义
巨细胞毒抗体（CMV-IgM）（CMV-IgG）	CMV-IgG阳性为既往感染指标，有助于巨细胞病毒感染的诊断阳性为近期感染指标，巨细胞病毒是引起人类先天性畸形的重要原因之一，孕妇感染以后病毒可通过胎盘胎盘侵袭胎儿，引起宫内感染，严重者可导致流产或死亡。巨细胞病毒感染概率为30%～40%，约10%的胎儿可导致发育迟缓、小头畸形、脑积水、眼睛和听力损害、中枢神经损伤
风疹病毒抗体（RV-IgM）（RV-IgG）	RV-IgG阳性：有助于风疹病毒感染的诊断。RV-IgM阳性为近期感染指标。孕妇早期感染概率为70%～80%，妊娠13～30周感染母胎传播概率为10%～50%不等，妊娠36周后感染概率高为100%，孕妇感染风疹病毒后可通过胎盘侵犯胎儿，除引起流产、死产外，活产者大约29%表现为"先天性风疹综合征"（CRS）

（续表）

项　目	简要临床意义
弓形虫抗体（TOX-IgM）（TOX-IgG）	TOX-IgG阳性:有助于弓形虫的诊断。TOX-IgM阳性为近期感染指标。引起流产、死产、胎儿畸形、发育缺陷，母体所带的弓形虫体可感染新生儿的眼、中枢神经系统、呼吸系统、淋巴系统等
单纯疱疹病毒Ⅰ/Ⅱ型抗体（HSV-Ⅰ/Ⅱ-IgG/IgM）	IgM阳性为病毒近期感染指标，IgG阳性表示集体既往感染过病毒HSV-Ⅰ最早引起龈口炎；HSV-Ⅱ型主要通过性接触传播，引起生殖器疱疹，孕妇孕早期感染后会引起流产或胎儿畸形
唐氏综合征筛查（妇产科医生判断）	进行筛查的最佳时间是怀孕的第14~20周。筛查只能帮助判断胎儿有唐氏综合征的机会有多大，但不能明确胎儿是否患上唐氏综合征。如结果为高危，还需要进一步做羊水穿刺和胎儿染色体检验

五、骨代谢紊乱相关的实验室检验

骨代谢指标相关检验

项　目	简要临床意义
钙（Ca）	血清钙增高：甲状旁腺功能亢进症（伴低血磷）、维生素D过多症、多发性骨髓瘤、结节病
	血清钙降低：甲减（伴高血磷）、佝偻病、甲状旁腺功能减退症、慢性肾炎尿毒症
	尿钙增高：在阳光下过多暴露、高钙血症、甲状旁腺功能亢进症、甲亢、维生素D中毒、多发性骨髓瘤、白血病、恶性肿瘤骨转移、肾小管酸中毒
	尿钙降低：妊娠晚期、低钙血症、甲状旁腺功能低下、维生素D缺乏、肾病综合征、急性胰腺炎、骨恶性肿瘤

（续表）

项　目	简要临床意义
无机磷（P）	血清无机磷增高：甲状旁腺功能减退症、慢性肾炎晚期、维生素D过多症、多发性骨髓瘤及骨质疏松、骨转移瘤、骨折愈合期等
	血清无机磷降低：甲状旁腺功能亢进症、佝偻病、溶血性贫血、糖尿病酮症酸中毒、糖尿病、肾小管变性病变征等
	尿磷增加：甲状旁腺功能亢进症，痛风、软骨病、肾小管疾病、甲亢等
镁（Mg）	血清镁增高：少尿、脱水、艾迪生病、糖尿病酸中毒、急性或慢性肾衰、甲减、甲状旁腺功能减退症、多发性骨髓瘤、严重脱水症等
	血清镁降低：长期禁食、吸收不良或长期丢失胃肠液者、慢性肾炎多尿期、甲亢、甲状旁腺功能亢进症、糖尿病酸中毒、醛固酮增多症、病毒性脑膜炎等
1，25-二羟维生素D_3	增高：甲状旁腺功能亢进症采用氢氧化铝治疗；结节病、淋巴瘤，每天少量摄入维生素D持续一段时间或紫外线照射
	降低：Ⅰ型维生素D依赖性佝偻病、严重肾功能不全等
骨钙素N段中分子片段（N-MID）	反应成骨功能的特异标志物，血清含量异常多见于骨质疏松，原发、继发甲状旁腺功能亢进，国际骨质疏松基金会推荐使用的骨形成标志物
总型胶原氨基端延长肽（P1NP）	骨形成标志物，可有效评估骨质疏松症的早期治疗，预防及复发，监测绝经后妇女和骨佩吉特病（Paget）患者骨质疏松症的治疗

六、肠、胃、胰疾病的相关的实验室检查

项　目	简要临床意义
淀粉酶（AMY）	增高：急性胰腺炎、流行性腮腺炎、胰腺溃疡或假性囊肿、胰腺创伤、淀粉样便、胆总管阻塞、急性阑尾炎、肾损伤（肾小球滤过减少）、肺癌和卵巢癌、肺炎、唾液腺体病、糖尿病的酮尿症、大脑损伤等
	降低：肝硬化、肝癌、甲状腺功能亢进、重度烧伤、肾功能障碍等

（续表）

项 目	简要临床意义
脂肪酶	增高：意义同淀粉酶。联合检测脂肪酶和淀粉酶，可提高对急性胰腺炎诊断的敏感度和特异度
幽门螺杆菌（HP）	阳性：幽门螺杆菌抗体阳性为机体感染幽门螺杆菌标志，见于胃炎、胃溃疡、胃癌等
轮状病毒抗原	阳性：A组轮状病毒感染，可引起婴幼儿急性肠胃炎

七、性传播疾病相关检验

1. 艾滋病相关检验

项 目	简要临床意义
HIV 抗体筛查	HIV 抗体议筛查阳性，送 CDC 做 HIV 确诊实验
淋巴细胞亚群检测	① 辅助诊断艾滋病，HIV 主要侵犯人 $CD4^+T$ 淋巴细胞，导致其数量上的减少和功能缺陷 ② 了解机体的免疫状态以进行疾病分期，决定正确的治疗方案，并用以评价治疗和疗效的重要指标

2. 梅毒相关检验

项 目	简要临床意义
非特异性抗体的血清学实验	① 通过测定梅毒患者血清中的反应素，可用于梅毒诊断和监测梅毒患者疗效 ② 定性实验呈弱阳性或阳性者，需结合临床进行综合分析判断，同时再做特异性密螺旋体实验加以确诊
特异性抗体的血清学实验	TPPA 是将梅毒螺旋体（TP）的精制菌体成分包被在人工载体明胶粒子上。这种致敏粒子和样品中的梅毒螺旋体（TP）抗体进行反应发生凝集，产生粒子凝集反应（PA 法），由此，可检测出血清或血浆中梅毒螺旋体抗体，并且可用来测定抗体效价。该方法可以作为初筛和确诊实验

3. 淋菌性尿道炎相关检测

项　目	方　法	简要临床意义
病原学检测	涂片镜检：阴性	阳性：淋病
	培养检验：阴性	
	NG-DNA（PCR 法）：阴性	PCR 方法本身敏感性极高，但容易出现假阳性结果，导致误诊

4. 非淋球性尿道炎相关检测项目

项　目	方　法	简要临床意义
解脲支原体（UU）	培养：阴性 UU-DNA（PCR 法）：阴性	阳性直接反映泌尿生殖系统存在解脲支原体
衣原体（CT）	CT 抗原检测：乳胶免疫层析法：阴性	用于定性检测女性子宫颈棉拭子标本或男性尿液标本中的沙眼衣原体抗原
	CT-DNA（PCR 法）：阴性	阳性直接反映泌尿生殖系统存在沙眼衣原体。对高危人群筛选较好
人乳头瘤病毒（HPV）基因分型检测	宫颈脱落细胞或活检组织流式荧光杂交法HPV-DNA 定性：阴性	可检测 27 种 HPV 亚型。阳性：表示有该病毒感染，可具体判断出感染病毒型别，为临床诊断宫颈癌和皮肤病提供参考。16/18 型感染提示患宫颈癌的风险较其他亚型大。其中 HPV6/1 亚型是当今用于尖锐湿疣以及 HPV 染诊断最长的方法
HPV16/18 亚型	分泌物或活检组织PCR 定性：阴性	检测 HPV16/18 高危型。阳性直接反映人体内高危型乳头瘤病毒是否存在及复制状况，为宫颈癌的诊断提供参考

第十章 放射、超声、内镜检查

第一节 放射检查

一、X 线患者检查须知

（1）持医生开的检查申请单到放射科登记室窗口咨询、预约、登记、编号，再到相应摄片室进行检查。

（2）孕妇（特别在怀孕 15 周内）在检查前应特别告知医生。婴幼儿一般不做或少做 X 线检查。放射科根据医生开出申请单的内容及部位做检查，因病情需要加照部位时，加照前需与患者说明并与临床医师协商。

（3）检查时最好穿不带橡皮筋、印花及金属花饰的棉制品内衣。请务必在检查前取下首饰、手机、硬币、金属纽扣拉链、膏药贴等。女性应去除胸罩，更换科室准备的衣物。贵重物品请自己妥善保管。

（4）检查时听从医生嘱咐，积极配合摆好体位完成检查。急重病员及婴幼儿需家属协作，请各位家属密切配合，不要急躁和干涉医生工作，以免影响检查。

（5）除急重患者、神志不清者，婴幼儿，骨折患者等需陪伴外，其他陪伴和家属请在检查室外等候。检查结束时，待医生确认后方可离开检查室。

（6）检查时请务必带上既往病历及影像学检查资料。

（7）患者于检查完成后 2 小时内取片，急诊患者 30 分钟取片。

（8）消化道造影检查一般指钡餐透视造影，包括食管、胃及十二指肠、小肠、结肠及直肠，应先到门诊放射科一楼登记室联系预约，做好检查前的准备工作。

二、CT 检查注意事项

（1）增强患者需提前预约，普通平扫患者当天排队，如有憋尿、体质差者，家属先来编号，确定大概检查时间再前往 CT 室。

（2）胃镜和增强 CT 不能同一天做。

（3）上腹部 CT 检查前要饮水，如同时有禁食水的检查，请临床妥善安排。

（4）钡餐检查后 3 天，方可做胸、腹部 CT 检查。

（5）服装准备：不穿戴金属饰品、扣子的衣服（女性不穿带钢圈的内衣）。

（6）孕妇禁做。

三、增强 CT 检查注意事项

进行 CT 增强扫描时，需注射含碘对比剂。该对比剂可能会使人体出现不同程度的不良反应，对于某些患者，可能引起严重的不良反应，甚至危及生命。

（1）有以下情况的患者，不宜进行此项检查：①目前患有甲状腺功能亢进；②曾有对含碘对比剂过敏的病史；③目前患有重症肌无力；④妊娠。

（2）有以下情况的患者，需慎行此项检查，请与临床医师联系，权衡进行检查的收益和风险，确认患者是否适合或必须进行 CT 增强检查：①肾功能不全；②严重心肺疾病；③肺动脉高压，支气管哮喘，心力衰竭等；④糖尿病肾病；⑤过敏体质；等等。

（3）如患者日常服用双胍类药物，如二甲双胍、苯乙双胍等，请在检查前 48 小时停用，并一直持续到检查后 48 小时。

（4）请于检查结束半小时后再离院，以便观察，如患者离院后出现不适，请速往就近医院诊治。

（5）部分患者在 CT 增强检查过程中或扫描后，可能出现以下医疗风险：

① 过敏反应，包括瘙痒、皮疹、潮红、恶心、呕吐及水肿等，严重者可出现喉头水肿、过敏性休克等，甚至危及生命。

② 肾功能损害，多为一过性，极少数患者，特别是肾功能不全者，可能造成永久性肾功能损害。

③ 血管迷走神经性反应，包括苍白、无力、大汗、恶心、呕吐、晕厥、抽搐及大小便失禁等。

④ 心绞痛，肺水肿，全身热感、疼痛感或其他不适感觉。

⑤ 穿刺部位出血、疼痛、青紫及造影剂渗漏、肿胀等现象。

以上情况，发生机会很小，但是一旦发生，有可能危及生命，医护人员将尽力抢救。为了患者的安全考虑，请患者来院进行 CT 增强检查时，务必携家属陪同，否则将无法进行检查。检查前患者和家属在同意书上签字。

四、磁共振成像检查

（1）磁共振成像（MRI）检查请提前预约。

（2）服装准备：不穿带金属饰品、扣子的衣服（女性不穿胸罩）。

（3）检查前应去除患者及陪同家属身上一切金属物品（如：手表、硬币、钥匙、打火机、皮带、眼睛、手机及磁卡等），推床、轮椅、平车禁止推入检查室。

（4）如有以下情况禁做 MRI 检查：①体内有金属植入物（如：

支架、血管夹、假牙、假肢等）；②心脏起搏器、电子耳蜗术后；③眼内有金属异物；④怀孕3个月内的孕妇。

（5）腹部检查，检查前3天禁服含金属离子的药物，患者需禁食水4～6小时。

（6）增强检查患者禁食水4～6小时。

五、静脉肾盂造影

请提前到放射分诊处预约。使用离子型造影剂，请提前做皮试，阴性者方可检查。

（1）既往有碘过敏史者，禁做此项检查。

（2）肾衰者禁做。

（3）孕妇禁做。

（4）一般造影前3天，应禁食产气的食物，如奶类、豆制品等。

造影日晨禁食水，造影前需排尿、排便、使肠道，膀胱空虚。安排医生陪同，检查前病房扎好静脉留置针（请选择粗直血管）。

六、钼靶 X 线乳腺检查

钼靶 X 线所摄得的乳腺片，比起一般 X 线所摄的乳腺片，对比清晰，层次分明。它可以较清晰地显示乳头、乳晕、皮下脂肪、导管、腺体组织、结缔组织和血管等组织等结构，可以发现临床医生用手不能扪及的"微小癌瘤"，有助于对乳腺肿瘤做良性、恶性的鉴别，是早期诊断乳腺癌的有效手段之一。

钼靶 X 线摄片与一般 X 线摄片有什么不同呢？

乳腺组织由各种软组织所组成，软组织摄片检查的最适宜波长是 0.6 ～ 0.9 埃（Å）。一般 X 线所用的是钨靶阳极 X 线管，波长为 0.08 ～ 0.31Å。因此用一般 X 线作乳腺摄片是不能令人满意的，于是人们就研制出钼靶阳极的 X 线管，其有效的特征谱线正好为 0.6 ~ 0.9Å，完全适宜于乳腺摄片。

七、做 PET-CT 检查的注意事项

（1）做检查前，准备好以往所有的检查报告：X 线片、CT 检查报告、磁共振成像检查片或超声检查、内镜检查等病历资料。

（2）测量体重、血糖，静脉注射不同显像剂，然后在休息室内检查休息，让显影剂分布全身。

（3）上机检查前，排空小便，不带任何饰品和随身物体。

（4）一般需 2 ~ 3 天后取报告。

（5）检查后多饮水，促进造影剂排出。

（6）检查后尽量避免和婴幼儿接触，防止辐射。

第二节　超声检查

1. 什么是超声检查？为何医生会经常开超声检查单呢？对人体是否有害？

B 超是一种超声波，能够隔着皮肤让医生看到体内器官的图像。超声检查是将超声波技术应用于医学领域，来实现机体内部结构实时成像的一种影像学检查方法，以前称为 B 超，现在多升级为彩超。彩超并非彩色图像，而是在 B 超检查的基础上，技术更加先进，功能更加强大，图像更清晰，并且能够应用多普勒技术来实时显示血管腔内血流情况的一种超声。超声波是一种高频率的声波，它没有放射性，对人体安全、无害，广泛应用于全身各器官系统以及产前对胎儿的检查，对孕妇也是非常安全的。超声检查已成为临床首选的检查方法之一。

2. 既然超声那么好又安全，为什么除了超声检查往往还需要做其他拍片检查？

做什么样的检查要看检查的目的是什么，B超检查的优势是实时看到器官的血流，且价格便宜无辐射。但是B超检查视野比较小，看大范围的情况不行，看淋巴结、空腔器官和骨头也不尽如人意。所以医生往往是根据病情需要来判断您需要做哪些检查，有疑问可以随时咨询医生。

3. 超声检查所需的耦合剂对我们有害吗？

当患者来到医院超声科室进行超声检查时，检查部位总会被涂上一种淡蓝色或透明的黏黏的凝胶。对于超声医生来讲，这种凝胶是超声检查得以顺利进行的重要工具，再平凡不过，但是患者总会有一定的抵触情绪，常常提出许多疑问：这涂在身上的东西是什么？超声检查为什么要非用它不可？脏不脏？有没有毒？能洗得掉吗？等等。

该液体是耦合剂，目的是使探头与皮肤之间良好接触，有利于声波的传导并提高成像质量，同时也起到润滑剂的作用。如果没有它，超声医生需要花费更多的力气，患者的皮肤将受到更多的摩擦损伤。耦合剂是水溶性液体，对人体无毒、无害，检查后擦净或用温水清洗即可。

4. 超声检查注意事项

检查部位不一样，要求就可能不一样，很多受检者由于检查前相关准备工作不充分，往往延误检查。

（1）需要空腹检查的上腹部脏器包括肝脏、胆囊、胆管、胰腺、肾上腺、肾动脉、左肾静脉、腹部血管、腹膜后及上腹部肿块。

检查前一晚，受检者应该清淡饮食，忌食油腻食物，宜清淡饮食，可以在检查前一天少吃肉类、蛋类及豆类等产气多的食品，适当吃些青菜或有通便排气作用的食物（如青萝卜），保证充足睡眠，并排空大便，清晨空腹等待检查，这样可以获得比较满意的图像。

腹胀或便秘的患者最好检查前服用促消化药物，帮助排气或使用开塞露或一些轻泻剂等帮助排便。

（2）检查膀胱、输尿管、前列腺等泌尿系统；或未婚女性、阴道出血较多和怀孕前 3 个月的患者行妇科超声检查前，需要憋尿适度充盈膀胱，以减少肠管气体干扰。检查前 1～2 小时饮水，水量 500～1 000ml，让膀胱保留适量尿液。经阴道超声检查者，检查时须排空小便，膀胱不须充盈；妊娠中晚期检查胎儿、肾脏、脾脏、眼、甲状腺、乳腺、四肢血管及成人心脏等器官时不需做特殊准备。

5. 超声检查时，我们需要做什么？这里交流几个细节让您的检查更加便捷

甲状腺检查是检查颈前区，脖子前面，检查前有项链的最好自己或让陪同人员帮忙先摘掉，以免检查时手忙脚乱。检查当天不要穿连衣裙，上衣及内衣尽量宽松，容易穿、脱，鞋子容易穿、脱。检查体位不用担心，听医生的就可。如果既往有相关的检查结果，请随身携带，可以在检查前交给您的超声医生以便比较参考。

6. 超声检查流程

（1）医院彩超室一般都设有前台负责排单、预约、咨询；没有前台文员或护士的，会有排队指引，请按照相应的指引排队、候诊，请不要每一个房间去敲门。

（2）候诊过程中，有不明白的地方，请尽量咨询前台文员或护士，坐在候诊厅依次按顺序等待，请不要提前站在诊室门口，堵住了诊室的出口。

（3）每一位患者的彩超检查时间不一样，无异常的可能几分钟就完成了检查；而对于一些病情复杂的，则检查的时间较长，请您耐心等待，不要催促医生。检查时间的长短与超声医生是否认真毫无关系，检查时间的长短并不会影响您的超声诊断结果，不必特别向他说明"您帮我检查仔细点儿"等不必要的话，因为超声医生都

很有职业素养和责任心，对每一位患者都一样的认真、细致，请不必因此而质疑超声医生。

（4）在检查时，请关机或将手机调成静音，不要接听电话或发信息、微信。彩超检查不会有任何疼痛，请尽量放松。

（5）如果超声医生向您提问，请如实告知，请勿刻意隐瞒既往的检查及治疗情况，以免影响检查诊断，相关治疗问题请咨询相关专科医生。

（6）检查结束时，超声医生会告诉您领取报告的大概时间，请耐心等待；如果超过时间而未叫您领取报告，请咨询服务台。

（7）领取报告后，请一定携带您的检查结果，交给主诊医生就诊，结束后保存好您的超声检查报告。

第三节　内镜检查

一、胃镜检查知多少

1. 什么是胃镜检查？

胃镜是一种医学检查方法，也是指这种检查所使用的器具。胃镜检查能直接观察到被检查部位的真实情况，更可通过对可疑病变部位进行病理活检及细胞学检查，以进一步明确诊断，是上消化道病变的首选检查方法。它利用一条直径约 1cm 的黑色塑胶包裹导光纤维的细长管子，前端装有内视镜，由口腔伸入受检者的食道→胃→十二指肠，借助光源器所发出的强光，经由导光纤维可使光转弯，让医生从另一端清楚地观察上消化道各个部位的健康状况。必要时，可由胃镜上的小洞伸入夹子做切片检查。全程检查时间约10 分钟，若做切片检查，则需 20 分钟左右。

2. 哪些人需要做胃镜？

（1）有消化道症状者，如上腹部不适、胃胀、胃痛、反酸、吞咽不适、嗳气、呃逆及不明原因食欲不振、体重下降、贫血等。

（2）原因不明的急（慢）性上消化道出血，前者可行急诊胃镜。

（3）需随访的病变，如溃疡病、萎缩性胃炎癌前病变、术后胃出血的症状。

（4）高危人群的普查：①胃癌、食管癌家族史；②胃癌、食管癌高发区。

3. 哪些人不可以做胃镜？

（1）严重的心肺疾患，无法耐受内镜检查者。

（2）怀疑消化道穿孔等危重症者。

（3）患有精神疾病，不能配合内镜检查者。

（4）消化道急性炎症，尤其是腐蚀性炎症者。

（5）明显的胸腹主动脉瘤患者。

（6）脑卒中患者。

4. 胃镜检查前的准备

（1）专科医生评估后，会为您开具胃镜检查申请单和常规的血液生化免疫检验单，遵医嘱停服如阿司匹林片等抗凝药物。通常胃镜检查是安全的，但检查前医生将告诉您可能会出现的风险，并需患者签署知情同意书。

（2）检查前至少禁食、禁水 8 小时。水或食物在胃中易影响医生的诊断，且易引起受检者恶心、呕吐。

（3）如果您预约在下午行胃镜检查，检查前天晚餐可以吃少渣易消化的食物，晚上 8 点后，不能进食物及饮料，禁止吸烟。检查当日禁早餐和水，因为即使饮少量的水，也可使胃黏膜颜色发生改变，影响诊断结果。如下午行胃镜检查，可在当日早 8 点前喝些糖水，但不能吃其他食物，中午禁食。

（4）糖尿病患者行胃镜检查，需停服一次降糖药，建议备好水果糖。

（5）高血压患者可在检查前3小时将常规降压药以少量水服下，做胃镜前应测量血压。

二、肠镜检查知多少

随着人们经济生活水平的提高，生活物资的极大丰富，高蛋白、高脂肪饮食几乎天天有，肥胖到处见。同时，办公室一族缺少运动引起的肛肠疾病屡见不鲜。好在，当我们的生活条件改善的同时，健康防护意识也在增强。一些较特殊的健康检查项目也逐渐为人们所接受，包括结肠镜检查。

1. 什么是结肠镜检查？

结肠镜检查是将一条头端装有微型电子摄像机的肠镜，由肛门慢慢进入大肠，将大肠黏膜的图像同步显示在监视器上，以检查大肠部位的病变。近年来，随着科技的不断发展，新一代结肠镜的构造更加精密、功能更加强大，可以完成从

检查到治疗的一系列操作。结肠镜诊治过程中虽然会有腹胀不适或轻微疼痛，但大多数人都可以耐受。也有少部分人由于大肠走行的差异、腹腔粘连的存在以及痛觉比较敏感，或者镜下治疗需要的时间较长等因素，难以耐受。对于这部分人，可以通过静脉给药对患者实施麻醉、镇静、镇痛等处理，保证患者处于浅睡眠状态，或在清醒而无痛苦的感觉中完成结肠镜的诊治，这就是无痛肠镜技术。

2. 肠镜检查有什么作用？

肠镜健康检查源于医学界对大肠癌（结直肠癌）及其癌前病变的认识，以及结肠镜检查技术的提高。结直肠癌是全世界仅次于肺癌的"癌症大户"，关键问题在于这种病的早期症状几乎难以察觉。许多肠癌在确诊时已到中晚期，治疗效果大打折扣。肠镜检查是目

前发现肠道病变，包括良恶性肿瘤和癌前病变的最直观、最有效的方法。因此，肠镜检查作为诊断肠道疾病的"金标准"，运用越来越广泛。

3. 哪些人需要做肠镜检查？

肠镜的适应证非常广泛，凡没有禁忌证且愿意进行肠镜检查的任何人都可以接受肠镜检查。通常情况下，结肠镜检查不包含在常规体检项目中，即一个正常人不需要每年例行体检时做肠镜检查。对于每年常规体检的正常人，建议50岁开始增加肠镜检查项目。这里的正常人指既往无任何疾病或无特别可能的高危因素者，但当您符合以下情况之一时，请及时前往正规医院行结肠镜检查。

（1）原因不明的下消化道出血（黑便、血便）或粪潜血试验阳性者

（2）大便性状改变（变细、变形）、慢性腹泻、贫血、消瘦、腹痛原因未明者。

（3）低位肠梗阻或原因不明的腹部肿块，不能排除肠道病变者。

（4）慢性肠道炎症性疾病，需要定期结肠镜检查。

（5）钡剂灌肠或影像学检查发现异常，怀疑结肠肿瘤者。

（6）结肠癌手术后、结肠息肉术后复查及随访。

（7）医生评估后建议做结肠镜检查者。

4. 哪些人不适合做结肠镜检查？

结肠镜检查不是任何人任何情况下都适合做的，一般而言，存在以下情况时，暂时不适合接受结肠镜检查。

（1）有严重的心脏病、肺病、肝病、肾病及精神疾病等。

（2）怀疑有肠穿孔、腹膜炎者。

（3）有严重的凝血功能障碍或其他血液病。

（4）年龄太大及身体极度虚弱者。

（5）妊娠期可能会导致流产或早产。

（6）炎症性肠病急性活动期及肠道准备不充分者为相对禁忌证。

5. 肠镜检查前的准备

在做结肠镜之前有很多注意事项，需要了解不能吃什么、不能做什么，不然肠道准备不充分会影响检查结果。常规的检查前准备如下：

（1）专科医生会评估您需要进行肠镜检查，医生将为您开具肠镜检查申请单和常规的血液生化免疫检验单。通常结肠镜检查是安全的，但术前医生将告诉您可能会出现的风险，并需患者签署知情同意书。

（2）检查前2天不吃红色或多籽食物，如西瓜、西红柿、猕猴桃等，以免影响肠镜观察。检查前1天午餐、晚餐吃少渣半流质食物，如稀饭、面条，不要吃蔬菜、水果等多渣的食物和奶制品。

（3）检查前4～6小时冲服聚乙二醇电解质散溶液行肠道准备。如您预约在下午行肠镜检查，检查前日可少渣饮食，当日早餐禁食，上午8～10点冲服聚乙二醇电解质散溶液行肠道准备，中餐禁食。

（4）聚乙二醇电解质散溶液配置和口服方法：目前临床上常用的聚乙二醇电解质散有舒泰清、恒康正清等。取2～3盒（由医生根据您的体重等因素确定用量）放入3 000ml（约普通矿泉水瓶6瓶）温开水的容器中搅拌均匀，凉至45℃左右，每10分钟服用250ml，2小时内服完。如有严重腹胀或不适，可减慢服用速度或暂停服用，待症状消失后再继续服用，直至排出清水样便。如果无法耐受一次性大剂量聚乙二醇清肠时，可采用分次服用方法，即一半剂量在肠道检查前一日晚上服用，另一半剂量在肠道检查当日提前4～6小时服用。另外，服用清肠溶液时可采取一些技巧促进排便，避免腹胀和呕吐：

①服用速度不宜过快；

②服药期间一定要来回走动（基本按照每喝100ml走100步的标准来走动）；

③轻柔腹部，这样可以促进肠道蠕动，加快排便；

④如对药物的味道难以忍受，可以适时咀嚼薄荷口香糖。

（5）肠镜检查前可服用高血压药物，糖尿病药物检查前可停服一次，抗凝药物（阿司匹林、华法林等）至少停药3～5天才能做检查，其他药物视病情而定并由医生决定。

（6）检查前请带好您的病历资料、原肠镜检查报告等，以方便检查医生了解和对比病情的变化。检查前请妥善保管好您自己的贵重物品。

（7）选择无痛肠镜检查时，需要提前行麻醉评估，麻醉师评估符合无痛检查者需签署麻醉知情同意书，检查当日须有家属陪同。

（8）检查当日准备好现金或银行卡，肠镜检查可能附加无痛麻醉、病理活检等诊治项目，需另行记账或缴费。

6. 肠镜检查痛苦吗？

很多人觉得做肠镜检查非常痛苦，但是随着现代内镜设备的飞速发展和内镜检查技术的日益成熟，大多数人可以较好地耐受结肠镜检查，可能会感到轻微腹胀，但不会有明显的疼痛感。对疼痛比较敏感者，可以考虑选择无痛结肠镜检查，麻醉师在检查前为您注射短效静脉麻醉药，让您在感受不到疼痛的状态下接受检查。

7. 肠镜检查过程中的注意事项？

如果您选择无痛结肠镜检查，您将会在麻醉没有疼痛的状态下完成肠镜检查。当您选择普通肠镜检查时，心理上不要太紧张，大多数人都能耐受检查的，检查时有任何不适可与医生进行交流。

护士会让您在检查台上左侧卧位、环曲双腿，请尽量放松全身和肛门部，做好缓慢呼吸动作，配合肠镜的插入。肠镜插入和转弯时可能有排便感、腹痛感、牵拉感，为使肠管扩开便于观察，医生要经肠镜注入空气或二氧化碳气体，您会感到腹胀，这时医生也会告诉您改变体位来配合完成检查。肠镜检查进镜时间为 2 ~ 15 分钟，退镜时间要求至少 8 分钟以上。检查过程中医生如发现息肉等病变，将会为您做活检做切片病理检查，钳夹时不会有疼痛感。

8. 结肠镜检查后的注意事项

（1）肠镜检查后可能会出现腹胀、腹鸣、肛门不适等，一般休息片刻，注入的二氧化碳气体会经肠管吸收或经肛门排气后会自然好转。

（2）肠镜检查后若无腹部不适可吃少量松软小点心和巧克力等，检查后当日进流质或半流质饮食，忌食生、冷、硬和刺激性的食物，不要饮酒。

（3）无痛肠镜检查后可能出现头昏、乏力、恶心或呕吐等表现请及时告知医生，留观 1 ~ 2 小时好转后方可离院。当日应在家休息，24 小时内不得驾驶汽车、电动车；攀高；剧烈运动等。

（4）少数如出现较严重的腹痛，应在院观察，禁食、补液，通常肛门排气数小时后会好转。如检查结束回家后出现腹痛加剧、便血、发热等异常情况，请及时来院就诊。

（5）肠镜报告单在检查结束后医生即时发出，病理报告单将在一周内发出。拿到肠镜和病理报告单后及时就医。

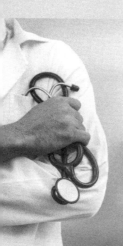

第四篇

常见症状与疾病的鉴别诊断

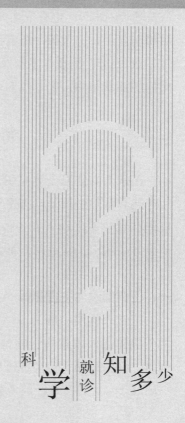

科学就诊知多少

第十一章　常见症状的鉴别诊断

症状是指患者主观感受到不适或痛苦的异常感觉或某些客观病态改变。症状表现有多种形式，有些只有主观才能感觉到的，如疼痛、眩晕等；有些既有主观感觉，客观检查也能发现的，如发热、黄疸及呼吸困难等；也有主观无异常感觉，通过客观检查才发现的，如黏膜出血、肝脾大等；还有些生命现象发生了质量变化（不足或超过），如肥胖、消瘦、多尿及少尿等，需通过客观评定才能确定的。疾病的症状很多，本章仅对临床上较为常见的 25 个症状加以阐述。

第一节　发热

正常人的体温受体温调节中枢所调控，并通过神经、体液因素使产热和散热过程呈动态平衡，保持体温在相对恒定的范围内。当机体在致热原作用下或各种原因引起体温调节中枢的功能障碍时，体温升高超出正常范围，称为发热。

一、正常体温与生理变异

正常人体温一般为 36 ~ 37℃，在不同个体之间略有差异，且常受机体内外因素的影响稍有波动。在 24 小时内下午体温较早晨稍高，剧烈运动、劳动或进餐后体温也可略升高，但一般波动范围不超过 1℃。妇女月经前及妊娠期体温略高于正常。老年人因代谢率偏低，体温相对低于青壮年。另外，在高温环境下体温也可稍升高。

二、常见表现

以口腔温度为例，发热程度可划分为以下几级：

- 低热：37.3 ~ 38℃
- 中等度热：38.1 ~ 39℃
- 高热：39.1 ~ 41℃
- 超高热：41℃以上

三、病因与分类

发热的病因很多，可分为感染性与非感染性两大类，而以前者多见。

（1）肿瘤性发热：血液系统肿瘤、实体瘤都可引起发热，发热持续时间长，多在 37.5 ~ 38℃，时轻时重，多不伴有发冷、寒战，抗生素治疗无效，临床多有各系统肿瘤表现。

（2）感染性发热：多突然起病，伴或不伴有寒战的发热。多有全身不适感，肌痛、关节痛、头痛，有相应呼吸道症状，尿路刺激症状，并有恶心、呕吐或腹泻等表现，血常规白细胞计数高于 10×10^9/L 或小于 5×10^9/L。

（3）结缔组织病：系统性红斑狼疮、类风湿关节炎、风湿热、皮肌炎动脉炎等疾病均可伴发热，多合并有关节炎、皮疹等临床表现，血清中常有自身特异性抗体，抗感染治疗无效，非甾体抗炎药及糖皮质激素有效。

四、伴随症状及常见疾病

（1）寒战。常见于大叶性肺炎、败血症、急性胆囊炎、急性肾盂肾炎、流行性脑脊髓膜炎、疟疾、钩端螺旋体病、药物热及急性溶血或输血反应等。

（2）结膜充血。常见于麻疹、流行性出血热、斑疹伤寒及钩端螺旋体病等。

（3）单纯疱疹。口唇单纯疱疹多出现于急性发热性疾病，常见于大叶性肺炎、流行性脑脊髓膜炎、疟疾及流行性感冒等。

（4）淋巴结肿大。常见于传染性单核细胞增多症、风疹、淋巴结结核、局灶性化脓性感染、丝虫病、白血病、淋巴瘤及转移癌等。

（5）肝脾肿大。常见于传染性单核细胞增多症、病毒性肝炎、肝及胆道感染、布氏杆菌病、疟疾、结缔组织病、白血病、淋巴瘤及黑热病及急性血吸虫病等。

（6）出血。发热伴皮肤黏膜出血可见于重症感染及某些急性传染病，如流行性出血热、病毒性肝炎、斑疹伤寒及败血症等；也可见于某些血液病，如急性白血病、重症再生障碍性贫血、恶性组织细胞病等。

（7）关节肿痛。常见于败血症、猩红热、布氏杆菌病、风湿热、结缔组织病及痛风等。

（8）皮疹。常见于麻疹、猩红热、风疹、水痘、斑疹伤寒、风湿热、结缔组织病及药物热等。

（9）昏迷。先发热后昏迷者常见于流行性乙型脑炎、斑疹伤寒、流行性脑脊髓膜炎、中毒性菌痢及中暑等；先昏迷后发热者见于脑出血、巴比妥类药物中毒等。

五、就诊要点

（1）起病时间、起病情况（缓急）、发热多久、程度（热度高低）、疑似诱因。

（2）有无畏寒、寒战、大汗或盗汗。

（3）是否伴有咳嗽、咳痰、咯血、胸痛；腹痛、恶心、呕吐、腹泻；尿频、尿急及尿痛；皮疹、出血、头痛及肌肉关节痛等。

（4）发热以来一般情况，如精神状态、食欲、体重改变、睡眠及大小便情况。

（5）诊治经过（药物、剂量、疗效）。

（6）传染病接触史、疫水接触史、手术史、流产或分娩史、服药史及职业特点等。

第二节　咳嗽与咳痰

咳嗽、咳痰是临床最常见的症状之一。咳嗽是一种反射性防御动作，通过咳嗽可以清除呼吸道分泌物及气道内异物。但是咳嗽也有不利的一面。例如，咳嗽可使呼吸道内感染扩散，剧烈的咳嗽可导致呼吸道出血，甚至诱发自发性气胸等。如果频繁咳嗽影响工作与休息，则是一种病理状态。痰是气管、支气管的分泌物或肺泡内的渗出液，借助咳嗽将其排出称为咳痰。

一、病因与临床表现

1. 呼吸道疾病

如咽喉炎、喉结核、喉癌等可引起干咳，气管-支气管炎、支气管扩张症、支气管哮喘、支气管内膜结核，各种物理（包括异物）、化学、过敏因素对气管、支气管的刺激，肺部细菌、结核菌、真菌、病毒、支原体或寄生虫感染，以及肺部肿瘤均可引起咳嗽和（或）咳痰。

2. 胸膜疾病

胸膜炎、胸膜间皮瘤、自发性气胸或胸腔穿刺等均可引起咳嗽。

3. 心血管疾病

二尖瓣狭窄或其他原因所致左心衰竭引起肺瘀血或肺水肿时，因肺泡及支气管内有浆液性或血性渗出物，可引起咳嗽。

4. 中枢神经因素

脑炎、脑膜炎时也可出现咳嗽。

5. 咳嗽的性质

刺激性咳嗽常见于急性或慢性咽喉炎、喉癌、急性支气管炎初期、气管受压、支气管异物、支气管肿瘤、胸膜疾病、原发性肺动脉高压以及二尖瓣狭窄等。

6. 咳嗽的时间与规律

突发性咳嗽常由于吸入刺激性气体或异物、淋巴结或肿瘤压迫气管或支气管分叉处所引起。

7. 咳嗽的音色

（1）咳嗽声音嘶哑，多为声带的炎症或肿瘤压迫喉返神经所致。

（2）鸡鸣样咳嗽，表现为连续阵发性剧咳伴有高调吸气回声，多见于百日咳、喉部疾患或气管受压。

（3）金属音咳嗽，常见于因纵隔肿瘤、主动脉瘤或支气管癌直接压迫气管所致的咳嗽。

（4）咳嗽声音低微或无力，见于严重肺气肿、声带麻痹及极度衰弱者。

8. 痰的性质和痰量

痰的性质可分为黏液性、浆液性、脓性和血性等。

（1）黏液性痰多见于急性支气管炎、支气管哮喘及大叶性肺炎的初期，也可见于慢性支气管炎、肺结核等。浆液性痰见于肺水肿。

（2）脓性痰见于化脓性细菌性下呼吸道感染。

（3）血性痰是由于呼吸道黏膜受侵害、损害毛细血管或血液渗入肺泡所致。

（4）支气管扩张症、肺脓肿和支气管胸膜瘘，且排痰与体位有关，痰量多时静置后可出现分层现象：上层为泡沫，中层为浆液或浆液脓性，下层为坏死物质。恶臭痰提示有厌氧菌感染。

（5）铁锈色痰为典型肺炎球菌肺炎的特征。

（6）黄绿色或翠绿色痰，提示铜绿假单胞菌感染。

（7）痰白黏稠且牵拉成丝难以咳出，提示有真菌感染。

（8）大量稀薄浆液性痰中含粉皮样物，提示棘球蚴病（包虫病）；粉红色泡沫痰是肺水肿的特征。

二、伴随症状

（1）咳嗽伴发热。多见于急性上、下呼吸道感染、肺结核及胸膜炎等。

（2）咳嗽伴胸痛。常见于肺炎、胸膜炎、支气管肺癌、肺梗死和自发性气胸等。

（3）咳嗽伴呼吸困难。见于喉水肿、喉肿瘤、支气管哮喘、慢性阻塞性肺病、重症肺炎、肺结核、大量胸腔积液、气胸、肺淤血、肺水肿及气管或支气管异物。

（4）咳嗽伴咯血。常见于支气管扩张症、肺结核、肺脓肿、支气管肺癌、二尖瓣狭窄、支气管结石及肺含铁血黄素沉着症等。

（5）咳嗽伴大量脓痰。常见于支气管扩张症、肺脓肿、肺囊肿合并感染和支气管胸膜瘘。

（6）咳嗽伴有哮鸣音。多见于支气管哮喘、慢性喘息性支气管炎、心源性哮喘、弥漫性泛细支气管炎、气管与支气管异物等。当支气管肺癌引起气管与支气管不完全阻塞时可出现呈局限性分布的吸气性哮鸣音。

（7）咳嗽伴有杵状指（趾）。常见于支气管扩张症、慢性肺脓肿、支气管肺癌和脓胸等。

三、就诊要点

（1）咳嗽的程度与音色。咳嗽程度是重是轻，是单声还是连续性咳，或者发作性剧咳，是否嗅到各种不同异味时咳嗽加剧，对咳嗽原因的鉴别有重要意义。

（2）咳嗽伴随症状。伴随症状是鉴别诊断的重要依据。

第三节　水肿

水肿是指人体组织间隙有过多的液体积聚使组织肿胀。水肿可分为全身性与局部性。当液体在体内组织间隙呈弥漫性分布时称全身性水肿（常为凹陷性）；液体积聚在局部组织间隙时称局部水肿；发生于体腔内时称积液，如胸腔积液、腹腔积液（腹水）、心包积液。一般情况下，水肿不包括内脏器官局部的水肿，如脑水肿、肺水肿等。

一、病因与临床表现

（1）心源性水肿：心力衰竭所致水肿多聚集于下肢及躯干低垂部位，不能平卧，有活动后气促。

（2）肾源性水肿：浮肿多见于颜面部，往往有肾脏疾病史或有高血压、糖尿病、SLE 等基础疾病引起肾脏损害。

（3）肝源性水肿：肝硬化，可有双下肢水肿，腹水等。

（4）低蛋白性水肿：慢性疾病患者常因进食差，肝功能减退，消耗及排泄增加，引起低蛋白血症，多表现为全身性凹陷水肿。

（5）甲状腺功能减退：多为非凹陷性，伴食欲缺乏，少言懒动等症状。

（6）深静脉、淋巴回流障碍：深静脉、淋巴回流障碍，引起双下肢浮肿。

心源性水肿与肾源性水肿的鉴别

鉴别点	肾源性水肿	心源性水肿
开始部位	从眼睑、颜面开始而延及全身	从足部开始，向上延及全身
发展快慢	发展常迅速	发展较缓慢
水肿性质	软而移动性大	比较坚实，移动性较小
伴随病征	伴有其他肾脏病征，如高血压、蛋白尿、血尿、管型尿、眼底改变	伴有心功能不全病征，如心脏增大、心杂音、肝大及静脉压升高等

二、伴随症状

（1）水肿伴肝大者可为心源性、肝源性与营养不良性，而同时有颈静脉怒张者则为心源性。

（2）水肿伴重度蛋白尿，则常为肾源性，而轻度蛋白尿也可见于心源性。

（3）水肿伴呼吸困难与发绀者常提示由于心脏病、上腔静脉阻塞综合征等所致。

（4）水肿与月经周期有明显关系者可见于经前期紧张综合征。

（5）水肿伴消瘦、体重减轻者，可见于营养不良。

三、就诊要点

（1）水肿出现时间、急缓、部位（开始部位及蔓延情况）、全身性或局部性、是否对称性、是否凹陷性，与体位变化及活动关系。

（2）有无心、肾、肝、内分泌及过敏性疾病病史及其相关症状，如心悸、气促、咳嗽、咳痰、咯血、头晕、头痛、失眠、腹胀、腹痛、食欲、体重及尿量变化等。

（3）水肿与药物、饮食、月经及妊娠的关系。

第四节　皮肤黏膜出血

皮肤黏膜出血是因机体止血或凝血功能障碍所引起，通常以全身性或局限性皮肤黏膜自发性出血或损伤后难以止血为临床特征。

一、病因临床表现

皮肤黏膜出血的基本病因有三个因素，即血管壁功能异常、血小板数量或功能异常及凝血功能障碍。

皮肤黏膜出血表现为血液淤积于皮肤或黏膜下，形成红色或暗红色斑，压之不褪色，视出血面积大小可分为瘀点、紫癜和瘀斑。血小板减少出血的特点为同时有出血点、紫癜和瘀斑、鼻出血、齿龈出血、月经过多、血尿及黑便等，严重者可导致脑出血。血小板病患者血小板计数正常，出血轻微，以皮下、鼻出血及月经过多为主。

因血管壁功能异常引起的出血特点为皮肤黏膜瘀点、瘀斑，如过敏性紫癜表现为四肢或臀部有对称性、高出皮肤（荨麻疹或丘疹样）紫癜，可伴有痒感、关节痛及腹痛，累及肾脏时可有血尿。老年性紫癜常为手、足的伸侧瘀斑；单纯性紫癜为慢性四肢偶发瘀斑，常见于女性患者月经期等。

二、伴随症状

（1）四肢对称性紫癜伴有关节痛及腹痛、血尿者，见于过敏性紫癜。

（2）紫癜伴有广泛性出血，如鼻出血、牙龈出血、血尿及黑便等，见于血小板减少性紫癜、弥散性血管内凝血。

（3）紫癜伴有黄疸，见于肝脏病。

（4）自幼有轻伤后出血不止，且有关节肿痛或畸形者，见于血友病。

三、就诊要点

（1）出血时间、缓急、部位、范围、特点自发性或损伤后及诱因。

（2）有无伴发鼻出血、牙龈渗血、咯血、便血及血尿等出血症状。

（3）有无皮肤苍白、乏力、头晕、眼花、耳鸣、记忆力减退、发热、黄疸、腹痛、骨关节痛等贫血及相关疾病症状。

（4）过敏史、外伤、感染及肝肾疾病史。

（5）过去易出血及易出血疾病家族史。

（6）职业特点，有无化学药物及放射性物质接触史、服药史。

第五节　咯血

喉及喉部以下的呼吸道任何部位的出血，经口腔咯出称为咯血。少量咯血有时仅表现为痰中带血，大咯血时血液从口鼻涌出，常可阻塞呼吸道，造成窒息死亡。一旦出现经口腔排血，究竟是口腔、鼻腔、上消化道的出血，还是咯血，需要医生仔细鉴别。呕血是指上消化道出血经口腔呕出，出血部位多见于食管、胃及十二指肠。对于咯血与呕血可根据病史、体征及其他检查方法进行鉴别。

咯血与呕血的鉴别

	咯　　血	呕　　血
病因	肺结核、支气管扩张症、肺癌、肺炎、肺脓肿、心脏病等	消化性溃疡、肝硬化、急性胃黏膜病变、胆道出血、胃癌等
出血前症状	喉部痒感、胸闷、咳嗽等	上腹部不适、恶心、呕吐等
出血方式	咯出	呕出，可为喷射状
出血的血色	鲜红	暗红色、棕色、有时为鲜红色
血中混有物	痰、泡沫	食物残渣、胃液
酸碱反应	碱性	酸性
黑便	无，若咽下血液量较多时可有	有，可为柏油样便、呕血停止后仍可持续数日
出血后痰的性状	常有血痰数日	无痰

一、病因与临床表现

咯血原因很多，主要见于呼吸系统和心血管疾病。

1. 支气管疾病

常见有支气管扩张症、支气管肺癌、支气管内膜结核和慢性支气管炎等；少见的有支气管结石、支气管腺瘤及支气管黏膜非特异性溃疡等。其发生机制主要是炎症、肿瘤、结石致支气管黏膜或毛细血管通透性增加，或黏膜下血管破裂所致。

2. 肺部疾病

常见有肺结核、肺炎、肺脓肿等较少见于肺瘀血、肺梗死、肺寄生虫病、肺真菌病、肺泡炎、肺含铁血黄素沉着症和肺出血肾炎综合征等。肺炎出现的咯血，常见于肺炎球菌肺炎、金黄色葡萄球菌肺炎、肺炎杆菌肺炎和军团菌肺炎，支原体肺炎有时也可出现痰中带血。

3. 咯血量

咯血量大小的标准尚无明确的界定，但一般认为每日咯血量在100ml以内为小量，100 ~ 500ml为中等量，500ml以上或一次咯血100 ~ 500ml为大量。大量咯血主要见于空洞型肺结核、支气管扩张症和慢性肺脓肿。

4. 颜色和性状

因肺结核、支气管扩张症、肺脓肿和出血性疾病所致咯血，其颜色为鲜红色；铁锈色血痰可见于典型的肺炎球菌肺炎，也可见于肺吸虫病和肺泡出血；砖红色胶冻样痰见于典型的肺炎克雷伯菌肺炎。

二、伴随症状

（1）咯血伴发热。多见于肺结核，肺炎、肺脓肿、流行性出血热、肺出血型钩端螺旋体病、支气管肺癌等。

（2）咯血伴胸痛。见于肺炎球菌肺炎、肺结核、肺梗死、支气管肺癌等。

（3）咯血伴呛咳。见于支气管肺癌、支原体肺炎。

（4）咯血伴脓痰。见于支气管扩张症肺脓肿、空洞型肺结核继发细菌感染等，其中干性支气管扩张症则仅表现为反复咯血而无脓痰。

（5）咯血伴杵状指。见于支气管扩张症、肺脓肿及支气管肺癌等。

三、就诊要点

（1）确定是否咯血还是呕血，咯血的量和咯血的时间。

（2）伴随症状。如伴有发热、胸痛、咳嗽、咳痰，呛咳及杵状指等。

（3）个人史。须注意有无结核病接触史、吸烟史、职业性粉尘接触史、生食海鲜史及月经史等。

第六节　胸痛

胸痛是临床上常见的症状，主要由胸部疾病所致，少数由其他疾病引起。胸痛的程度因个体痛阈的差异而不同，也与疾病病情轻重程度不完全一致。

一、病因与临床表现

1. 胸壁疾病

急性皮炎、皮下蜂窝织炎、带状疱疹、肋间神经炎、肋软骨炎、流行性肌炎、肋骨骨折、多发性骨髓瘤、急性白血病等。

2. 心血管疾病

冠状动脉硬化性心脏病（心绞痛、心肌梗死）、心肌病、二尖瓣或主动脉瓣病变、急性心包炎、胸主动脉瘤（夹层动脉瘤、肺梗死、肺动脉高压以及神经症）等。

3. 呼吸系统疾病

胸膜炎、胸膜肿瘤、自发性气胸、血胸、支气管炎及支气管肺癌等。

4. 发病年龄

青壮年胸痛多考虑结核性胸膜炎、自发性气胸、心肌炎、心肌病及风湿性心瓣膜病，40 岁以上则须注意心绞痛、心肌梗死和支气管肺癌。

5. 胸痛部位

大部分疾病引起的胸痛常有一定部位。

例如：

（1）胸壁疾病所致的胸痛常固定在病变部位，且局部有压痛，若为胸壁皮肤的炎症性病变，局部可有红、肿、热、痛表现。

（2）带状疱疹所致胸痛，可见成簇的水泡沿一侧肋间神经分布伴剧痛，且疱疹不超过体表中线。

（3）肋软骨炎引起胸痛，常在第一、二肋软骨处见单个或多个隆起，局部有压痛、但无红肿表现（误诊率高）。

对话

　　患者小王，男，32岁，反复胸痛1年，就诊心血管科、胸外科、呼吸科，均无明显的器质性病变。患者焦虑，恐癌，反复就诊多家医院。请预检护士详细询问病史，建议于风湿免疫科就诊，诊断为肋软骨炎，经药物治疗后重返工作岗位。

（4）心绞痛及心肌梗死的疼痛多在胸骨后方和心前区或剑突下，可向左肩和左臂内侧放射，甚或达无名指与小指，也可放射于左颈或面颊部，误认为牙痛。

（5）夹层动脉瘤引起疼痛多位于胸背部，向下放射至下腹、腰部与两侧腹股沟和下肢。

（6）胸膜炎引起的疼痛多在胸侧部；食管及纵隔病变引起的胸痛多在胸骨后；肝胆疾病及膈下脓肿引起的胸痛多在右下胸，侵犯膈肌中心部时疼痛放射至右肩部。

6. 胸痛性质

胸痛的程度可呈剧烈、轻微和隐痛胸痛的性质可有多种多样。

例如：

（1）带状疱疹呈刀割样或灼热样剧痛；食管炎多呈烧灼痛。

（2）肋间神经痛为阵发性灼痛或刺痛。

（3）心绞痛呈绞榨样痛并有重压窒息感，心肌梗死则疼痛更为剧烈并有恐惧、濒死感。

（4）气胸在发病初期有撕裂样疼痛；胸膜炎常呈隐痛、钝痛和刺痛。

（5）夹层动脉瘤常呈突然发生胸背部撕裂样剧痛或锥痛。

7. 疼痛持续时间

平滑肌痉挛或血管狭窄缺血所致的疼痛为阵发性，炎症、肿瘤、栓塞或梗死所致疼痛呈持续性。如心绞痛发作时间短暂（持续1～5分钟），而心肌梗死疼痛持续时间很长（数小时或更长）且不易缓解。

二、伴随症状

（1）胸痛伴有咳嗽、咳痰和（或）发热，常见于气管、支气管和肺部疾病。

（2）胸痛伴呼吸困难，常提示病变累及范围较大，如大叶性肺炎、自发性气胸、渗出性胸膜炎和肺栓塞等。

（3）胸痛伴咯血，主要见于肺栓塞、支气管肺癌。

（4）胸痛伴苍白、大汗、血压下降或休克时，多见于心肌梗死、夹层动脉瘤、主动脉窦瘤破裂和大块肺栓塞。

（5）胸痛伴吞咽困难，多提示食管疾病，如反流性食管炎等。

三、就诊要点

（1）发病急缓、诱因、加重与缓解的方式。

（2）胸痛表现包括胸痛部位、性质、程度、持续时间及其有无放射痛。

（3）伴随症状包括呼吸、心血管、消化系统及其他各系统症状和程度。

第七节　呼吸困难

呼吸困难是指患者主观感到空气不足、呼吸费力，客观上表现呼吸运动用力，严重者可出现张口呼吸、鼻翼煽动、端坐呼吸、甚至发绀、呼吸辅助肌参与呼吸运动，并且可有呼吸频率、深度、节律的改变。

一、病因与临床表现

引起呼吸困难的原因繁多，主要为呼吸系统和心血管系统疾病。

1. 呼吸系统疾病

常见于以下情况：①气道阻塞：如喉、气管、支气管的炎症、水肿、肿瘤或异物所致的狭窄或阻塞及支气管哮喘及慢性阻塞性肺疾病等；②肺部疾病：如肺炎、肺脓肿、肺结核、肺不张、肺瘀血、肺水肿、弥漫性肺间质疾病及细支气管肺泡癌等；③胸壁、胸廓、胸膜腔疾病：如胸壁炎症、严重胸廓畸形、胸腔积液、自发性气胸、广泛胸膜粘连、结核及外伤等。

2. 循环系统疾病

常见于各种原因所致的左心和（或）右心衰竭、心包填塞、肺栓塞和原发性肺动脉高压等。

3. 中毒

系各种中毒所致，如糖尿病酮症酸中毒、吗啡类药物中毒、有机磷杀虫药中毒、氰化物中毒、亚硝酸盐中毒和急性一氧化碳中毒等。

4. 神经精神性疾病

如脑出血、脑外伤、脑肿瘤、脑炎、脑膜炎、脑脓肿等颅脑疾病引起呼吸中枢功能障碍和精神因素所致的呼吸困难如癔症等。

5. 肺源性呼吸困难

临床上常分为 3 种类型。

（1）吸气性呼吸困难：主要特点表现为吸气显著费力，严重者吸气时可见"三凹征"，表现为胸骨上窝、锁骨上窝和肋间隙明显凹陷，此时亦可伴有干咳及高调吸气性喉鸣。

（2）呼气性呼吸困难：主要特点表现为呼气费力、呼气缓慢、呼吸时间明显延长，常伴有呼气期哮鸣音。

（3）混合性呼吸困难：主要特点表现为吸气期及呼气期均感呼吸费力、呼吸频率增快、深度变浅，可伴有呼吸音异常或病理性呼吸音。

6. 心源性呼吸困难

主要是由于左心和右心衰竭引起，尤其是左心衰竭时呼吸困难更为严重。

二、伴随症状

1. 发作性呼吸困难伴哮鸣音

多见于支气管哮喘、心源性哮喘；突发性重度呼吸困难见于急性喉水肿、气管异物、大面积肺栓塞及自发性气胸等。

2. 呼吸困难伴发热

多见于肺炎、肺脓肿、肺结核、胸膜炎及急性心包炎等。

3. 呼吸困难伴一侧胸痛

见于大叶性肺炎、急性渗出性胸膜炎、肺栓塞、自发性气胸、急性心肌梗死及支气管肺癌等。

4. 呼吸困难伴咳嗽、咳痰

见于慢性支气管炎、阻塞性肺气肿继发肺部感染、支气管扩张症、肺脓肿等；伴大量泡沫痰可见于有机磷中毒；伴粉红色泡沫痰见于急性左心衰竭。

5. 呼吸困难伴意识障碍

见于脑出血、脑膜炎、糖尿病酮症酸中毒、尿毒症、肺性脑病、急性中毒及休克型肺炎等。

三、就诊要点

（1）呼吸困难发生的诱因。有无家族史，基础病因和直接诱因，如心肺疾病、肾病、代谢性疾病病史。

（2）呼吸困难发生的快与慢。是突然发生、缓慢发生、还是渐进发生或者有明显的时间性。

（3）呼吸困难与活动、体位的关系。如左心衰竭引起的呼吸困难。

（4）伴随症状。如发热、咳嗽、咳痰、咯血及胸痛等。

第八节　心悸

心悸是一种自觉心脏跳动的不适感或心慌感。当心率加快时感到心脏跳动不适，心率缓慢时则感到搏动有力。心悸时，心率可快、可慢，也可有心律失常，心率和心律正常者亦可有心悸。

一、病因与临床表现

1. 心脏搏动增强

生理性者见于：

（1）健康人在剧烈运动或精神过度紧张时。

（2）饮酒喝浓茶或咖啡后。

（3）应用某些药物，如肾上腺素、麻黄碱、咖啡因、阿托品及甲状腺片等。

病理性者见于：

（1）心室肥大：心脏器质性病变、高血压性心脏病等引起的左心室肥大，心脏收缩力增强。

（2）其他引起心脏搏动增强的疾病：①甲状腺功能亢进；②贫血；③发热；④低血糖症、嗜铬细胞瘤。

2. 心律失常

心动过速、过缓或其他心律失常时，均可出现心悸。

3. 心脏神经症

由自主神经功能紊乱所引起，心脏本身并无器质性病变。多见于青年女性。

二、伴随症状

（1）伴心前区疼痛：见于冠状动脉粥样硬化性心脏病（如心绞痛、心肌梗死）、心肌炎、心包炎，亦可见于心脏神经症等。

（2）伴发热：见于急性传染病、风湿热、心肌炎、心包炎及感染性心内膜炎等。

（3）伴晕厥或抽搐：见于高度房室传导阻滞、心室颤动或阵发性室性心动过速、病态窦房结综合征等。

（4）伴贫血：见于各种原因引起的急性失血，此时常有虚汗、脉搏微弱、血压下降或休克。慢性贫血，心悸多在劳累后较明显。

（5）伴呼吸困难：见于急性心肌梗死、心肌炎心包炎、心力衰竭及重症贫血等。

（6）伴消瘦及出汗：见于甲状腺功能亢进。

三、就诊要点

（1）发作诱因、时间、频率及病程。

（2）有无心前区疼痛、发热、头晕、头痛、晕厥、抽搐、呼吸困难、消瘦及多汗、失眠及焦虑等相关症状。

（3）有无心脏病、内分泌疾病及贫血性疾病神经症等病史。

（4）有无嗜好浓茶、咖啡、烟酒情况，有无精神刺激史。

第九节　恶心与呕吐

恶心、呕吐是临床常见的症状。恶心为上腹部不适、紧迫欲吐的感觉，可伴有迷走神经兴奋的症状。如皮肤苍白、出汗、流涎、血压降低及心动过缓等，常为呕吐的前奏，恶心后随之呕吐，但也可仅有恶心而无呕吐，或仅有呕吐而无恶心。呕吐是通过胃的强烈收缩迫使胃或部分小肠的内容物经食管、口腔而排出体外的现象。两者均为复杂的反射动作，可由多种原因引起。

一、病因与临床表现

（一）呕吐的病因

引起恶心与呕吐的病因很多，按发病机制可归纳为下列几类。

1. 反射性呕吐

（1）咽部受到刺激：如吸烟、剧咳、鼻咽部炎症或溢脓等。

（2）胃、十二指肠疾病：急慢性胃肠炎、消化性溃疡、急性胃扩张或幽门梗阻及十二指肠壅滞等。

（3）肠道疾病：急性阑尾炎、各型肠梗阻、急性出血坏死性肠炎及腹型过敏性紫癜等。

（4）肝胆胰疾病：急性肝炎、肝硬化、肝瘀血、急慢性胆囊炎或胰腺炎等。

（5）腹膜及肠系膜疾病：如急性腹膜炎。

（6）其他疾病：如肾输尿管结石、急性肾盂肾炎、急性盆腔炎及异位妊娠破裂等。心肌梗死、心力衰竭、内耳迷路病变、青光眼及屈光不正等亦可出现恶心、呕吐。

2. 中枢性呕吐

（1）神经系统疾病：①颅内感染，如各种脑炎、脑膜炎。②脑血管疾病，如脑出血、脑栓塞、脑血栓形成、高血压脑病及偏头痛等。③颅脑损伤，如脑挫裂伤或颅内血肿。④癫痫，特别是持续状态。

（2）全身性疾病：尿毒症、肝性脑病、糖尿病酮症酸中毒、甲状腺功能亢进、肾上腺皮质功能不全、低血糖、低钠血症及早孕均可引起呕吐。

（3）药物：如抗生素、抗癌药、洋地黄、吗啡等可因兴奋呕吐中枢而致呕吐。

（4）中毒：乙醇、重金属、一氧化碳、有机磷农药及鼠药等中毒均可引起呕吐。

（二）呕吐的临床表现

1. 呕吐的时间

育龄妇女晨起呕吐见于早期妊娠，也可见于尿毒症、慢性酒精中毒或功能性消化不良；鼻窦炎患者因起床后脓液经鼻后孔刺激咽部，亦可致晨起恶心、干呕。晚上或夜间呕吐见于幽门梗阻。

2. 呕吐与进食的关系

进食过程中或餐后即刻呕吐，可能为幽门管溃疡或精神性呕吐；餐后 1 小时以上呕吐称延迟性呕吐，提示胃张力下降或胃排空延迟；餐后较久或数餐后呕吐，见于幽门梗阻；餐后近期呕吐，特别是集体发病者，多由食物中毒所致。

3. 呕吐的特点

精神性或颅内高压性呕吐，恶心很轻或缺如，后者以喷射状呕吐为其特点。

4.呕吐物的性质

带发酵、腐败气味提示胃潴留；带粪臭味提示低位小肠梗阻；不含胆汁说明梗阻平面多在十二指肠乳头以上，含多量胆汁则提示在此平面以下；含有大量酸性液体者多有胃泌素瘤或十二指肠溃疡，而无酸味者可能为贲门狭窄或贲门失弛缓症所致。

二、伴随症状

（1）伴腹痛、腹泻者多见于急性胃肠炎或细菌性食物中毒及各种原因引起的急性中毒。

（2）伴右上腹痛及发热、寒战或有黄疸者应考虑胆囊炎或胆石症。

（3）伴头痛及喷射性呕吐者常见于颅内高压症或青光眼。

（4）伴眩晕、眼球震颤者，见于前庭器官疾病。

（5）已婚育龄妇女早晨呕吐者应注意早孕。

三、就诊要点

（1）呕吐的起病，病因或诱因，急起或缓起，过去腹部手术史，女性患者的月经史等；呕吐的时间，晨起还是夜间，间歇或持续，与饮食、活动等有无关系；呕吐物的特征，呕吐物性状及气味等。

（2）发作的诱因，如体位、进食及咽部刺激等诱因。

（3）症状的特点与变化：如症状发作频率，持续时间，严重程度等。

第十节 呕血

呕血是上消化道疾病（指屈氏韧带以上的消化器官，包括食管、胃十二指肠、肝、胆、胰疾病）或全身性疾病所致的急性上消化道出血，血液经口腔呕出。由鼻腔、口腔、咽喉等部位出血或呼吸道疾病引起的咯血，不属呕血，应当注意仔细加以区别（参见本章第五节）。

一、病因与临床表现

1. 消化系统疾病

（1）食管疾病：食管静脉曲张破裂、反流性食管炎、食管憩室炎、食管癌、食管异物、食管贲门黏膜撕裂综合征（又名 Mallory-Weiss 综合征）及食管裂孔疝等。

（2）胃及十二指肠疾病：最常见为消化性溃疡（胃及十二指肠溃疡），其次为慢性胃炎及由服用非类固醇抗炎药（如阿司匹林、吲哚美辛等）和应激所引起的急性胃十二指肠黏膜病变。

（3）肝、胆道疾病：肝硬化门静脉高压可引起食管和胃底静脉曲张破裂出血；肝恶性肿瘤（如肝癌）、肝脓肿或肝动脉瘤破裂出血，胆囊、胆道结石，胆道蛔虫胆囊癌、胆管癌及壶腹癌均可引起出血。

（4）胰腺疾病：急慢性胰腺炎合并脓肿或囊肿、胰腺癌破裂出血。

2. 全身性疾病

（1）血液疾病：血小板减少性紫癜、过敏性紫癜、白血病、血友病、霍奇金病、遗传性毛细血管扩张症及弥散性血管内凝血及其他凝血机制障碍（如应用抗凝药过量）等。

（2）感染性疾病：流行性出血热、钩端螺旋体病、登革热、暴发型肝炎及败血症等。

（3）结缔组织病：系统性红斑狼疮，皮肌炎，结节性多动脉炎累及上消化道。

3. 呕血与黑便

呕血前常有上腹不适和恶心，随后呕吐出血性胃内容物。

（1）出血量多、在胃内停留时间短、出血位于食管则血色鲜红或混有凝血块，或为暗红色。

（2）当出血量较少或在胃内停留时间长，则因血红蛋白与胃酸作用形成酸化正铁血红蛋白，呕吐物可呈咖啡渣样棕褐色。

二、伴随症状

了解伴随的症状对估计失血量及确定病因很有帮助，以下是常见的伴随症状。

（1）上腹痛。中青年人，慢性反复发作的上腹痛，具有一定的周期性与节律性。中老年人，慢性上腹痛，疼痛无明显规律性并伴有厌食、消瘦或贫血者。

（2）肝脾肿大，皮肤有蜘蛛痣、肝掌、腹壁静脉怒张或有腹水，出现肝区疼痛、肝大、质地坚硬、表现凹凸不平或有结节，血液化验甲胎蛋白（AFP）阳性。

（3）黄疸、寒战、发热伴右上腹绞痛而呕血者，可能由肝胆疾病所引起。

（4）皮肤黏膜出血常与血液疾病及凝血功能障碍的疾病有关。

（5）其他近期有服用非甾类抗炎药物史、大面积烧伤、颅脑手术、脑血管疾病者和严重外伤伴呕血者，应考虑急性胃黏膜病变。

（6）头晕、黑矇、口渴、冷汗提示血容量不足，早期伴随体位变动（如由卧位变坐、立位时）而发生。

三、就诊要点

（1）确定是否呕血，应注意排除口腔、鼻咽部出血和咯血。

（2）呕血的诱因。有否饮食不洁、大量饮酒，毒物或特殊药物摄入史。

（3）呕血的颜色。可以帮助推测出血的部位和速度，如食管病变出血多为鲜红或暗红色；胃内病变的出血则多呈咖啡渣样。

（4）呕血量可作为估计出血量的参考，但由于部分出血滞留在胃肠道，应根据全身反应准确估计出血量。

（5）呕血的伴随症状，如有无寒战、发热、腹痛、黄疸、皮肤黏膜出血及少尿等。

（6）患者的一般情况，如有否口渴、头晕、黑矇、心悸、出汗等症状以及卧位变坐位、立位时有否心悸、心率变化，有否晕厥或昏倒等。

（7）过去有否上腹疼痛、反酸、呃气及消化不良史，有否肝病和长期药物摄入史，并注意药名、剂量及反应等。

第十一节　便血

便血是指消化道出血，血液由肛门排出。便血颜色可呈鲜红、暗红或黑色，少量出血不造成粪便颜色改变，须经隐血试验才能确定者，称为隐血。

一、病因与临床表现

1. 下消化道疾病

（1）小肠疾病：肠结核、肠伤寒、急性出血性坏死性肠炎、钩虫病、小肠肿瘤、小肠血管瘤及肠套叠等。

（2）结肠疾病：急性细菌性痢疾、阿米巴痢疾、血吸虫病、溃疡性结肠炎、结肠憩室炎、结肠癌、结肠息肉及缺血性结肠炎等。

（3）直肠肛管疾病：直肠肛管损伤、非特异性直肠炎、直肠息肉、直肠癌、痔、肛裂及肛瘘等。

（4）肠道血管畸形：近年报道增多，分为先天性血管畸形、血管退行性病变及遗传性毛细血管扩张症 3 型。

2. 全身性疾病

白血病、血小板减少性紫癜、血友病、遗传性毛细血管扩张症、维生素 C 及维生素 K 缺乏症、肝脏疾病、尿毒症、流行性出血热及败血症等。

二、伴随症状

（1）腹痛。慢性反复上腹痛，且呈周期性与节律性，出血后疼痛减轻者，见于消化性溃疡。上腹绞痛或有黄疸伴便血者，应考虑肝、胆道出血。腹痛时排血便或脓血便，便后腹痛减轻，见于细菌性痢疾、阿米巴痢疾或溃疡性结肠炎腹痛伴便血。

（2）里急后重即肛门坠胀感。常觉排便未净，排便频繁，但每次排便量甚少，且排便后未见轻松，提示为肛门、直肠疾病，见于痢疾、直肠炎及直肠癌。

（3）发热。便血伴发热常见于传染性疾病，如败血症、流行性出血热钩端螺旋体病或部分恶性肿瘤，如肠道淋巴瘤、白血病等。

（4）全身出血倾向便血伴皮肤黏膜出血者，可见于急性传染性疾病及血液疾病，如重症肝炎、流行性出血热、白血病、过敏性紫癜、血友病等。

（5）皮肤改变。皮肤有蜘蛛痣及肝掌者，便血可能与肝硬化门脉高压有关。皮肤与黏膜出现毛细血管扩张，提示便血可能由遗传性毛细血管扩张症所致。

（6）腹部肿块。便血伴腹部肿块者，应考虑肠道恶性淋巴瘤、结肠癌、肠结核及肠套叠等。

三、就诊要点

（1）便血的病因和诱因。有否饮食不节、进食生冷及辛辣刺激等食物史。有否服药史或集体发病。

（2）便血的量。如同呕血量一样，可以作为估计失血量的参考。

（3）过去有否腹泻、腹痛、腹鸣、痔及肛裂病史，有否用过抗凝药物、有否胃肠手术史等。

第十二节　腹痛

腹痛是极其常见的症状，也是促使患者就诊的重要原因。腹痛多数由腹部脏器疾病所引起，但腹腔外疾病及全身性疾病也可引起。腹痛的性质和程度，受到病变情况和刺激程度的影响，同时也受神经和心理因素的影响。

一、病因与临床表现

1. 急性腹痛

（1）腹腔器官急性炎症：如急性胃炎、急性肠炎、急性胰腺炎、急性出血坏死性肠炎、急性胆囊炎及急性阑尾炎等。

（2）空腔脏器引起的疼痛：如肠梗阻、肠套叠、胆道结石、胆道蛔虫症及泌尿系统结石梗阻等。

（3）腹部器官外伤或破裂：肝破裂、脾破裂（外伤）、卵巢带扭转及异位妊娠破裂等。

（4）腹膜炎症：多由胃肠穿孔引起，少部分为自发性腹膜炎。

2. 慢性腹痛

（1）腹腔脏器的慢性炎症：如反流性食管炎、慢性胃炎、慢性胆囊炎及胆道感染、慢性胰腺炎、结核性腹膜炎、溃疡性结肠炎及克罗恩（Crohn）病等。

（2）胃、十二指肠溃疡。

（3）肿瘤压迫及浸润：以恶性肿瘤居多，可能与肿瘤不断长大，压迫与浸润感觉神经有关。

（4）胃肠神经功能紊乱：如胃肠神经症。

二、伴随症状

（1）腹痛伴发热，见于急性胆道感染、胆囊炎及慢性阑尾炎。

（2）腹痛伴黄疸，可能与肝胆胰疾病有关。

（3）腹痛伴休克同时有贫血者，可能是腹腔脏器破裂（如肝、脾或异位妊娠破裂）；无贫血者则见于胃肠穿孔、绞窄性肠梗阻、肠扭转及急性出血坏死性胰腺炎。

（4）腹痛伴呕吐、反酸、腹泻，提示食管、胃肠病变，呕吐量大提示胃肠道梗阻；伴反酸、嗳气者提示胃十二指肠溃疡或胃炎；伴腹泻者提示消化吸收障碍或肠道炎症、溃疡或肿瘤。

（5）腹痛伴血尿，可能为泌尿系疾病（如泌尿系结石）所致。

三、就诊要点

（1）腹痛起病情况。有无饮食、外科手术等诱因。

（2）既往病史。如有消化性溃疡病史要考虑溃疡穿孔；育龄妇女有停经史要考虑宫外孕；有酗酒史要考虑胰腺炎、急性胃炎；有心血管意外史要考虑血管栓塞。

（3）腹痛的部位多代表疾病部位，对牵涉痛的理解更有助于判断疾病的部位和性质。

（4）腹痛的性质和严重度。腹痛的性质与病变性质密切相关。

神经分布与内脏

内　脏	传入神经	相应的脊髓节段	体表感应部位
胃	内脏大神经	胸脊节 7～8	上腹部
小肠	内脏大神经	胸脊节 9～10	脐部

（续表）

内　脏	传入神经	相应的脊髓节段	体表感应部位
升结肠	腰交感神经链与主动脉前神经丛	胸脊节 12 与腰脊节	下腹部与耻骨上区
乙状结肠与直肠	骨盆神经及其神经丛	骶脊节 2 ～ 4	会阴部与肛门区
肝与胆囊	内脏大神经	胸脊节 7 ～ 8	右上腹及右肩胛
肾与输尿管	内脏最下神经及肾神经丛	胸脊节 12 腰脊切 1.2	腰部与腹股沟部
膀胱底	上腹下神经丛	胸脊节 11.12，腰脊节 1	耻骨上区及下背部
膀胱颈	骨盆神经及其神经丛	骶脊节 2 ～ 4	会阴部及阴茎
子宫底	上腹下神经丛	胸脊节 11.12，腰脊节 1	耻骨上区与下背部
子宫颈	骨盆神经及其神经丛	骶脊节 2 ～ 4	会阴部

三种绞痛鉴别表

疼痛类别	疼痛的部位	其他特点
肠绞痛	多位于脐周围、下腹部	常伴有恶心、呕吐、腹泻、便秘、肠鸣音增加等
胆绞痛	位于右上腹，放射至右背与右肩胛	常有黄疸、发热，肝可触及或墨菲（Murphy）征阳性
肾绞痛	位于腰部并向下放射，达于腹股沟、外生殖器及大腿内侧	常有尿频、尿急，小便含蛋白质、红细胞等

第十三节　腹泻

　　腹泻指排便次数增多，粪质稀薄，或带有黏液、脓血或未消化的食物。如解液状便，每日 3 次以上，或每天粪便总量大于 200g，其中粪便含水量大于 80%，则可认为是腹泻。腹泻可分为急性与慢性两种，超过 2 个月者属慢性腹泻。

一、病因与临床表现

1. 急性腹泻

起病及病程急性腹泻起病骤然，病程较短，多为感染或食物中毒所致。

（1）肠道疾病：包括由病毒、细菌、霉菌、原虫及蠕虫等感染所引起的肠炎及急性出血性坏死性肠炎、溃疡性结肠炎急性发作。

（2）急性中毒：服食毒蕈、河豚、鱼胆及化学药物（如砷、磷、铅、汞等）引起的腹泻。

（3）全身性感染：如败血症、伤寒或副伤寒及钩端螺旋体病等。

2. 慢性腹泻

起病缓慢，病程较长，多见于慢性感染、非特异性炎症、吸收不良、肠道肿瘤或神经功能紊乱等。

多为消化系统疾病：①胃部疾病：如慢性萎缩性胃炎、胃大部切除后胃酸缺乏等。②肠道感染；③肠道非感染性病变；④神经功能紊乱。

3. 腹泻次数及粪便性质

急性感染性腹泻，每天排便次数可多达 10 次以上，如为细菌感染，常有黏液血便或脓血便。慢性腹泻，多每天排便数次，可为稀便，亦可带黏液、脓血，见于慢性痢疾，炎症性肠病及结肠、直肠癌等。

4. 腹泻与腹痛的关系

急性腹泻常有腹痛尤以感染性腹泻较为明显。小肠疾病的腹泻疼痛常在脐周，便后腹痛缓解不明显，而结肠疾病则疼痛多在下腹，且便后疼痛常可缓解。

二、伴随症状

（1）伴发热者可见于急性细菌性痢疾、溃疡性结肠炎急性发作期等。

（2）伴里急后重者见于结肠直肠病变为主者，如急性痢疾、直肠炎症或肿瘤等。

（3）伴皮疹或皮下出血者见于过敏性紫癜、糙皮病等。

（4）伴腹部包块者见于胃肠恶性肿瘤。

（5）伴重度失水者常见于细菌性食物中毒等。

（6）伴关节痛或肿胀者见于溃疡性结肠炎、系统性红斑狼疮及肠结核等。

三、就诊要点

（1）腹泻的起病。有否不洁食物、旅行及聚餐等病史。

（2）腹泻的次数。

（3）大便的性状及臭味。

（4）腹泻伴随症状发热、腹痛、里急后重。

（5）同食者群集发病的历史地区和家族中的发病情况，以便对流行病、地方病、遗传病及时做出判断。同桌进餐者的发病情况有助于诊断食物中毒。

第十四节　便秘

便秘是指大便次数减少，一般每周少于 3 次，排便困难，粪便干结。便秘是临床上常见的症状，多长期持续存在，症状扰人，影响生活质量，病因多样，以肠道疾病最为常见，但诊断时应慎重排除其他病因。

一、病因与临床表现

1. 原发性便秘发生原因

（1）进食量少或食物缺乏纤维素，对结肠运动的刺激减少。

（2）因工作紧张、生活节奏过快、工作性质和时间变化、精神因素等忽视或抑制便意。

（3）老年体弱，活动过少，肠痉挛致排便困难。

（4）肠易激综合征为肠道动力性疾病，以便秘、腹痛为主要表现。

（5）腹肌及盆腔肌张力不足，排便推动力缺乏，难于将粪便排出体外。

（6）结肠冗长。

2. 继发性便秘发生原因

（1）直肠与肛门病变引起肛门括约肌痉挛、排便疼痛造成惧怕排便，如痔疮、肛裂、肛周脓肿和溃疡、直肠炎等。

（2）局部病变导致排便无力。

（3）结肠良性或恶性肿瘤、各种原因的肠梗阻、肠粘连、先天性巨结肠症等。

（4）腹腔或盆腔内肿瘤的压迫（如子宫肌瘤）。

3. 急性便秘表现

可有原发性疾病的表现，患者多有腹痛、腹胀，甚至恶心、呕吐，多见于各种原因的肠梗阻；慢性便秘多无特殊表现，部分患者诉口苦、食欲减退、腹胀、下腹不适或有头晕、头痛、疲乏等神经功能症状但一般不重。

4. 慢性习惯性便秘表现

多发生于中老年人，尤其是经产妇女，可能与肠肌、腹肌与盆底肌的张力降低有关。

二、伴随症状

（1）伴呕吐、腹胀及肠绞痛等，可能为各种原因引起的肠梗阻。

（2）伴腹部包块者应注意结肠肿瘤（注意勿将左下腹痉挛的乙状结肠或其内之粪便块误为肿瘤，乙状结肠触诊似腊肠状）、肠结核。

（3）便秘与腹泻交替者应注意肠结核、溃疡性结肠炎及肠易激综合征。

（4）伴生活条件改变、精神紧张出现便秘，多为原发性便秘。

三、就诊要点

（1）大便的频度、排便量及是否费力，以确定是否便秘；生活习惯、进餐及食物是否含足量纤维素，有无偏食等。

（2）是否长期服用泻药，药物种类及疗程，是否有腹部、盆腔手术史。

（3）有无服用引起便秘的药物史，如吗啡、鸦片制剂、可待因及肠道吸收剂等。

（4）伴随症状，有否恶心、呕吐、腹胀、痉挛性腹痛及里急后重感；如有腹部包块、便血及贫血等症状。

第十五节　黄疸

黄疸是由于血清中胆红素升高致使皮肤黏膜和巩膜发黄的症状和体征。正常胆红素最高为 17.1μmol/L，其中结合胆红素 3.42μmol/L，非结石胆红素 13.68μmol/L。胆红素在 17.1～34.2μmol/L，临床不易察觉，称为隐性黄疸，超过 34.2μmol/L 时出现黄疸（17.1μmol/L=1.0mg/dl）。

一、病因与临床表现

1. 溶血性黄疸

（1）病因：①先天性溶血性贫血，如珠蛋白生成障碍性贫血（地中海贫血）、遗传性球形红细胞增多症；②后天性获得溶血性贫血，如自身免疫性溶血性贫血、新生儿溶血、不同血型输血后的溶血以及蚕豆病、伯氨喹、蛇毒、阵发性睡眠性血红蛋白尿等。

（2）临床表现：一般黄疸为轻度，呈浅柠檬色，不伴皮肤瘙痒，其他症状主要为原发病的表现。如急性溶血时可有发热、寒战、头痛、呕吐及腰痛，并有不同程度的贫血和血红蛋白尿（尿呈酱油或茶色），严重者可有急性肾衰竭；慢性溶血多为先天性，除伴贫血外尚有脾大。

2. 肝细胞性黄疸

（1）病因：各种使肝细胞广泛损害的疾病也可发生黄疸，如病毒性肝炎、肝硬化、中毒性肝炎、钩端螺旋体病及败血症等。

（2）临床表现：皮肤、黏膜浅黄至深黄色，可伴有轻度皮肤瘙痒，其他为肝脏原发病的表现，如疲乏、食欲减退，严重者可有出血倾向。

3. 胆汁淤积性黄疸

（1）病因：胆汁淤积可分为肝内性或肝外性。肝内性又可分为肝内阻塞性胆汁淤积和肝内胆汁淤积，前者见于肝内泥沙样结石、癌栓、寄生虫病（如华支睾吸虫病），后者见于毛细胆管型病毒性肝炎、药物性胆汁淤积（如氯丙嗪、甲睾酮等）、原发性胆汁性肝硬化、妊娠期复发性黄疸等。肝外性胆汁淤积可由胆总管结石、狭窄、炎性水肿、肿瘤及蛔虫等阻塞所引起。

（2）临床表现：皮肤呈暗黄色，完全阻塞者颜色更深，甚至呈黄绿色，并有皮肤瘙痒及心动过缓，尿色深，粪便颜色变浅或呈白陶土色。

三种黄疸实验室检查的区别

项目	溶血性	肝细胞性	肝汁淤积性
TB	增加	增加	增加
CB	正常	增加	明显增加
CB/TB	15%～20%	30%～40%	50%～60%
尿胆红素	－	＋	＋＋
尿胆原	增加	轻度增加	减少或消失
ALT、AST	正常	明显增高	可增高
ALP	正常	增高	明显增高
GGT	正常	增高	明显增高
PT	正常	延长	延长
对维生素 K 反应	无	差	好
胆固醇	正常	轻度增加或降低	明显增加
血浆蛋白	正常	Alb 降低 Glob 升高	正常

注：TB—总胆红素；CB—结合胆红素

二、伴随症状

1. 黄疸伴发热

见于急性胆管炎、肝脓肿、钩端螺旋体病、败血症、大叶性肺炎。病毒性肝炎或急性溶血可先有发热而后出现黄疸。

2. 黄疸伴上腹剧烈疼痛

可见于胆道结石、肝脓肿或胆道蛔虫病；右上腹剧痛、寒战高热和黄疸为夏科三联征，提示急性化脓性胆管炎。持续性右上腹钝痛或胀痛者可见于病毒性肝炎、肝脓肿或原发性肝癌。

3. 黄疸伴肝大

见于病毒性肝炎、急性胆道感染或胆道阻塞、原发或继发性肝癌及肝硬化。

4. 伴胆囊肿大

见于胆总管有梗阻、胰头癌、壶腹癌、胆总管癌等。

5. 伴脾肿大者

见于病毒性肝炎、败血症、疟疾、门脉性或胆汁性肝硬化、各种原因引起的溶血性贫血及淋巴瘤等。

6. 黄疸同时有腹水者

见于重症肝炎、肝硬化失代偿期、肝癌等。

三、就诊要点

1. 黄疸的起病

急起或缓起，有否群集发病、外出旅游史及药物使用史，有否长期酗酒或肝病史。

2. 黄疸伴随症状的就诊

如有无胃肠道症状，有无发热、腹痛以及黄疸、发热、腹痛的关系；先有右上腹痛，后有黄疸多为胆石梗阻；先有发热，继而黄疸可能为传染性疾病，如病毒性肝炎；畏寒、发热、腹痛、黄疸多为胆总管结石梗阻伴感染的典型表现。

3. 黄疸对全身健康的影响

肝细胞性黄疸的深度与肝功能损害程度成正相关，先天性胆红素代谢障碍全身情况较好。

小贴士

临床常用辅助检查

（1）超声波检查：对肝的大小、形态、肝内有无占位性病变、胆囊大小及胆道系统有无结石与扩张、脾有无肿大与胰腺有无病变的诊断有较大的帮助。

（2）X线检查：腹部平片可发现胆道钙化结石，胆道造影可发现胆管结石阴影、胆囊收缩功能及胆管有无扩张等。

（3）经十二指肠镜逆行胰胆管造影（ERCP）：可通过内镜直接观察壶腹区与乳头部有无病变，可经造影区别肝外或肝内胆管阻塞的部位。也可了解胰腺有无病变。

（4）经皮肝穿刺胆管造影（PTC）：能清楚地显示整个胆道系统，可区分肝外胆管阻塞与肝内胆汁淤积性黄疸，并对胆管阻塞的部位、程度及范围先有所了解。

（5）计算机断层扫描（CT）：在上腹部扫描，对显示肝、胆、胰等病变及鉴别引起黄疸的疾病较有帮助。

（6）磁共振成像（MRI）：利用原子显示出来的磁性形成诊断图像，它对肝的良、恶性肿瘤的鉴别比CT检查为优，亦可用以检测代谢性、炎症性肝病。

第十六节　腰背痛

腰背痛是最常见的临床症状之一。许多疾病可以引起腰背痛，其中局部病变占多数，可能与腰背部长期负重，其结构易于损伤有关。由邻近器官病变波及引起腰背痛或放射性腰背痛也极为常见。

一、病因与临床表现

（一）按病因分类

1. 外伤性

（1）急性损伤：因各种直接或间接暴力，肌肉拉力所致的腰椎骨折、脱位，或腰肌、软组织损伤。

（2）慢性损伤：工作时的不良体位，劳动姿势，搬运重物等引起的慢性累积性损伤。在遇到潮湿寒冷等物理性刺激后极易发生腰背痛。

2. 炎症性

引起腰骶部疼痛的炎症性病变包括以下两种。

（1）感染性：可见于结核菌，化脓菌或伤寒菌对腰部及软组织的侵犯形成感染性炎症。

（2）非感染性炎性腰痛：寒冷、潮湿、自身免疫和重手法推拿可引起骨及软组织炎症。导致骨膜、韧带、筋膜和肌纤维的渗出，肿胀变性，常见于强直性脊柱炎、脊柱炎及腰肌劳损等。

3. 退行性改变

近年来，因胸腰椎的退行性改变引起的腰背痛呈上升趋势。

4. 先天性疾患

最常见于腰骶部，是引起下腰痛的常见病因。

5. 肿瘤性疾患

原发性或转移性肿瘤对胸腰椎及软组织的侵犯。

（二）按解剖分类

腰背痛的原发病部位可分为以下几种。

（1）脊椎疾病：如脊椎骨折、椎间盘突出、增生性脊柱炎、感染性脊柱炎、脊椎肿瘤及先天性畸形等。

（2）脊柱旁软组织疾病：如腰肌劳损、腰肌纤维组织炎及风湿性腰肌炎。

（3）脊神经根病变：如脊髓压迫症、急性脊髓炎、腰骶神经炎及颈椎炎。

（4）内脏疾病：①呼吸系统疾病，如肺胸膜病变引起上背部疼痛；②泌尿系统疾病如肾输尿管结石、炎症；③盆腔、直肠、前列腺及子宫附件炎症均可引起放射性腰背部疼痛。

（三）常见疾病表现

1. 脊椎病变

（1）脊椎骨折有明显的外伤史，且多因由高空坠下，足或臀部先着地，骨折部有压痛和叩痛，脊椎可能有后突或侧突畸形，并有活动障碍。

（2）椎间盘突出：可突发和缓发，常见于青壮年，以腰 5 ~ 骶 1 易发，常有搬重物或扭伤史。主要表现为腰痛和坐骨神经痛，两者可同时或单独存在，有时候疼痛剧烈，咳嗽、喷嚏时疼痛加重，卧床休息时缓解为主要特点，也可有下肢麻木、皮肤感觉减退或间歇跛行。

（3）脊柱炎。

① 强直性脊柱炎：多见于青少年，一般在 30 岁之前发病，且男性多于女性，是一种对脊柱有严重伤害的自身免疫性疾病，有不同程度累及骶髂关节和周围关节的慢性进行性炎症。常表现为身体多个关节（包括腰、背、颈、臀还有髋部位）的疼痛及肿痛。以夜间疼痛、晨起活动后减轻为主要特点。

② 增生性脊柱炎：常见于老年人，部分患者出现慢性腰腿疼痛，行动不便等症状。

③ 未分化脊柱关节病：是一种尚未达到已确定的任何一种脊柱关节炎诊断标准的疾病，是某种肯定的脊柱关节炎的早期表现。与 HLA-B27 有一定的相关性，主要表现为炎性背痛；外周关节痛，足跟痛等附着点炎；指趾炎。

2. 脊柱旁组织病变

（1）腰肌劳损：常因腰扭伤治疗不彻底或累积性损伤，患者自觉腰骶酸痛、钝痛，休息时缓解，劳累后加重。特别是弯腰工作时疼痛明显，而伸腰或叩击腰部时可缓解疼痛。

（2）腰肌纤维组织炎：常因寒冷、潮湿、慢性劳损所致腰背部筋膜及肌肉组织水肿、纤维变性。患者大多感腰背部弥漫性疼痛，以腰椎两旁肌肉及髂嵴上方为主，早起时加重，活动数分钟后好转，但活动过多疼痛又加重，轻叩腰部感疼痛缓解。

3. 脊神经根病变

（1）脊髓压迫症：见于椎管内原发性或转移性肿瘤硬膜外脓肿或椎间盘突出等。主要表现为神经根激惹征，患者常感觉颈背痛或腰痛，并沿一根或多根脊神经后根分布区放射，疼痛剧烈，呈烧灼样或绞窄样痛，脊柱活动、咳嗽及喷嚏时加重。有一定定位性疼痛，并可有感觉障碍。

（2）腰骶神经根炎：主要为下背部和腰骶部疼痛，并有僵直感，疼痛向臀部及下肢放射，腰骶部有明显压痛，严重者有节段性感觉障碍，下肢无力、肌萎缩及腱反射减退。

4. 内脏疾病引起的腰背痛

（1）泌尿系统疾病：肾炎、肾盂肾炎、泌尿道结石、结核、肿瘤、肾下垂和肾积水等多种疾病可引起腰背痛。

（2）盆腔器官疾病：男性前列腺炎和前列腺癌常引起下腰骶部疼痛，伴有尿频、尿急及排尿困难；女性慢性附件炎、宫颈炎、子宫脱垂和盆腔炎可引起腰骶部疼痛，且伴有下腹坠胀感和盆腔压痛。

5. 消化系统疾病消化道及脏器引起感应性疼痛

胃、十二指肠溃疡有上腹部疼痛的同时，可出现下胸上腰椎区域疼痛。急性胰腺炎，常有左侧腰背部放射痛；1/4 的胰腺癌可出现腰背痛，取前倾坐位时疼痛缓解，仰卧位时加重。溃疡性结肠炎和克罗恩病有消化道功能紊乱的同时，常伴有下腰痛。

6. 呼吸系统疾病引起疼痛

胸膜炎、肺结核及肺癌等可引起后胸部和侧胸肩胛部疼痛。

二、伴随症状

（1）腰背痛伴脊柱畸形，外伤后畸形则多因脊柱骨折，错位所致；缓起性可见于脊柱结核和强直性脊柱炎。

（2）腰背痛伴有活动受限，可见于脊椎外伤、强直性脊椎炎及腰背部软组织急性扭挫伤。

（3）腰背痛伴长期低热，可见于脊椎结核、类风湿关节炎；伴高热可见于化脓性脊椎炎和椎旁脓肿。

（4）腰痛伴尿频，尿急排尿不尽，见于尿路感染、前列腺炎或前列腺肥大；腰背剧痛伴血尿，见于肾或输尿管结石。

（5）腰痛伴嗳气，泛酸上腹胀痛，见于胃十二指肠溃疡或胰腺病变；腰痛伴腹泻或便秘可见于溃疡性结肠炎或克罗恩病。

（6）腰痛伴月经异常、痛经、白带过多，见于宫颈炎、盆腔炎、卵巢及附件炎症或肿瘤。

三、就诊要点

1. 起病时间

指出疼痛时间，慢性累积性腰部损伤等。

2. 起病缓急

疼痛出现的缓急。

3. 疼痛部位

除腰背痛外，是否有相应脏器病变的症状。

4. 疼痛的性质

腰椎骨折和腰肌急性扭伤多为锐痛，腰肌陈旧性损伤为胀痛，肾结石则感腰部绞痛。

5. 疼痛的程度

急性外伤、炎症、泌尿系统结石、脊椎肿瘤压迫神经根等的疼痛剧烈；腰肌慢性劳损、肌纤维组织炎和盆腔脏器炎症引起的疼痛一般轻微模糊。

6. 疼痛的诱因及缓解因素

腰肌劳损多因劳累和活动过多时加重，休息时缓解；风湿性腰背痛常在天气变冷或潮湿阴冷的环境工作时诱发；腰椎间盘突出在咳嗽喷嚏和用力大小便时加重。

7. 疼痛的演变过程

慢性腰肌劳损和腰肌纤维组织炎，反复出现反复缓解；椎间盘突出、脊椎结核和肿瘤引起的疼痛则进行性加重。

8. 职业特点

长期负重、弯腰工作及潮湿环境工作。

第十七节　关节痛

关节痛是关节疾病最常见的症状。根据不同病因及病程，关节痛可分急性和慢性。急性关节痛以关节及其周围组织的炎性反应为主；慢性关节痛则以关节囊肥厚及骨质增生为主。

一、病因与临床表现

（一）病因

1. 外伤

（1）急性损伤：因外力碰撞关节或使关节过度伸展扭曲，造成关节脱位或骨折，关节肿胀、疼痛。

（2）慢性损伤：关节长期负重，使关节软骨及关节面破坏。关节活动过度，可造成关节软骨的累积性损伤。

2. 感染

细菌直接侵入关节内。

3. 变态反应和自身免疫因病

关节病变是全身性损害之一，表现为滑膜充血水肿，软骨进行性破坏，如类风湿关节炎、细菌性痢疾、过敏性紫癜和结核菌感染后反应性关节炎。

4. 退行性关节病

多见于肥胖老人，女性多见，有家族史，常有多关节受累，常见软骨下组织硬化，骨关节边缘有骨赘形成，滑膜充血水肿。

5. 骨质软化性骨关节病

如阳光照射不足、消化不良、维生素 D 缺乏和磷摄入不足等。各种病因所致的骨质疏松性关节病，如老年性、失用性骨质疏松；嘌呤代谢障碍所致的痛风。

（二）疾病的临床表现

1. 外伤性关节痛

外伤后即出现受损关节疼痛、肿胀和功能障碍。

2. 化脓性关节炎

起病急，全身中毒症状明显早期则有畏寒、寒战和高热，体温高达 39℃以上，病变关节红肿热痛。

3. 结核性关节炎

儿童和青壮年多见。脊柱最常见，其次为髋关节和膝关节，活动期常有疲劳低热，盗汗及食欲下降。病变关节肿胀疼痛，活动后疼痛加重。

4. 风湿性关节炎

起病急剧，病变关节出现红肿热痛，呈游走性，肿胀时间短消失快，常在 1 ~ 6 周内自然消肿，不留下关节僵直和畸形改变。

5. 类风湿关节炎

多由一个关节起病，以手中指指间关节首发疼痛。继则出现其他指间关节和腕关节的肿胀疼痛，常为对称性。病变关节活动受到限制，有僵硬感，以早晨为重故称晨僵。可伴有全身发热。晚期病变关节附近肌肉萎缩，关节软骨增生而出现畸形。

6. 退行性关节炎

早期表现为步行、久站和天气变化时病变关节疼痛，休息后缓解。如受累关节为掌指及指间关节，除关节疼痛外，患者常感觉手指僵硬肿胀，活动不便，关节有摩擦感，活动时有响声，患者常有跛行。

7. 痛风

常在饮酒、劳累或高嘌呤饮食后急起关节剧痛，局部皮肤红肿灼热。患者常于夜间痛醒。以第 1 跖趾关节，踇趾关节多见踝、手、膝、腕和肘关节也可受累。病变有自限性，有时在 1 ~ 2 周自行消退，但经常复发。

二、伴随症状

（1）关节痛伴高热畏寒、局部红肿灼热，见于化脓性关节炎。

（2）关节痛伴低热、乏力、盗汗、消瘦及食欲缺乏，见于结核性关节炎。

（3）全身小关节对称性疼痛，伴有晨僵和关节畸形，见于类风湿性关节炎。

（4）关节疼痛呈游走性，伴有心肌炎、舞蹈病，见于风湿热。

（5）关节痛伴有血尿酸升高、局部红肿灼热，见于痛风。

（6）关节痛伴有皮肤红斑、光过敏、低热和多器官损害，见于系统性红斑狼疮。

（7）关节痛伴有皮肤紫癜、腹痛、腹泻，见于关节受累型过敏性紫癜。

三、就诊要点

（1）关节疼痛出现的时间。

（2）关节疼痛的诱因：气候变冷、潮湿、饮酒或高嘌呤饮食，关节负重，活动情况。

（3）疼痛部位：大关节和单关节发病，髋关节和脊椎，指趾关节痛、膝关节、踇趾和第一跖趾关节等部位。

（4）疼痛出现的缓急程度及性质。

（5）加重与缓解因素：饮食、休息、活动是否加重或缓解关节疼痛症状。

（6）伴随症状：红肿灼热、功能障碍和肌肉萎缩。

（7）职业及居住环境。

（8）慢性病史及用药史。了解用药情况，如是否长期服用类固醇抗生素和糖皮质激素等。

第十八节　血尿

血尿包括镜下血尿和肉眼血尿。前者是指尿色正常，须经显微镜检查方能确定，通常离心沉淀后的尿液镜检每高倍视野有红细胞3个以上。后者是指尿呈洗肉水色或血色，肉眼即可见血尿。

一、病因与临床表现

1. 泌尿系统疾病

肾小球疾病如急、慢性肾小球肾炎、IgA 肾病、遗传性肾炎和薄基底膜肾病；各种间质性肾炎、尿路感染、泌尿系统结石、结核、肿瘤、多囊肾、血管异常，尿路憩室、息肉和先天性畸形等。

2. 全身性疾病

（1）感染性疾病：败血症、流行性出血热等。

（2）血液病：白血病、再生障碍性贫血、血小板减少性紫癜、过敏性紫癜和血友病。

（3）免疫和自身免疫性疾病：系统性红斑狼疮、结节性多动脉炎、皮肌炎、类风湿关节炎及系统性硬化症等引起肾损害时。

3. 尿路邻近器官疾病

急慢性前列腺炎、精腺炎、急性盆腔炎或脓肿、宫颈癌、输卵管炎、阴道炎、急性阑尾炎、直肠和结肠癌等。

4. 功能性血尿

平时运动量小的健康人，突然加大运动量可出现运动性血尿。

5. 尿颜色的改变

血尿的主要表现是尿颜色的改变，肾脏出血时，尿与血混合均匀，尿呈暗红色；膀胱或前列腺出血尿色鲜红，有时有血凝块。

6. 无症状性血尿

部分患者血尿既无泌尿道症状也无全身症状，见于某些疾病的早期，如肾结核、肾癌或膀胱癌早期。

二、伴随症状

（1）血尿伴肾绞痛是肾或输尿管结石的特征。

（2）血尿伴尿流中断或排尿困难见于膀胱和尿道结石。

（3）血尿伴尿频尿急尿痛见于膀胱炎和尿道炎，同时伴有腰痛、高热畏寒常为肾盂肾炎。

（4）血尿伴有水肿、高血压及蛋白尿见于肾小球肾炎。

（5）血尿伴肾肿块，单侧可见于肿瘤、肾积水和肾囊肿；双侧肿大见于先天性多囊肾，触及移动性肾脏见于肾下垂或游走肾。

（6）血尿伴有皮肤黏膜及其他部位出血，见于血液病和某些感染性疾病。

（7）血尿合并乳糜尿见于丝虫病、慢性肾盂肾炎。

三、就诊要点

（1）尿的颜色如为红色，应进一步了解是否进食了引起红色尿的药品或食物，是否为月经期间，以排除假性血尿。

（2）血尿出现在尿程的哪一段，是否全程血尿，有无血块。

（3）是否伴有全身或泌尿系统症状。

（4）有无腰腹部新近外伤和泌尿道器械检查史。

（5）过去是否有高血压和肾炎史。

（6）家族中有无耳聋和肾炎史。

第十九节　尿频、尿急与尿痛

尿频是指单位时间内排尿次数增多。正常成人白天排尿 4 ~ 6 次，夜间 0 ~ 2 次。尿急是指患者一有尿意便迫不及待需要排尿，难以控制。尿痛是指患者排尿时感觉耻骨上区，会阴部和尿道内疼痛或烧灼感。尿频、尿急和尿痛合称为膀胱刺激征。

一、病因与临床表现

1. 尿频

（1）生理性尿频：因饮水过多，精神紧张或气候寒冷时排尿次数增多属正常现象。特点是每次尿量不少，也不伴随其他症状。

（2）病理性尿频，常见以下几种情况：

①多尿性尿频。排尿次数增多而每次尿量不少，全日总尿量增多。

②炎症性尿频。尿频而每次尿量少，多伴有尿急和尿痛。

③神经性尿频。尿频而每次尿量少，不伴尿急尿痛，尿液镜检无炎性细胞。

④膀胱容量减少性尿频。表现为持续性尿频，药物治疗难以缓解，每次尿量少。

2. 尿急

常见于下列情况。

（1）炎症：急性膀胱炎、尿道炎，特别是膀胱三角区和后尿道炎症，尿急症状特别明显；急性前列腺炎常有尿急；慢性前列腺炎因伴有腺体增生肥大，故有排尿困难、尿线细和尿流中断。

（2）结石和异物：膀胱和尿道结石或异物刺激黏膜产生尿频。

（3）肿瘤：膀胱癌和前列腺癌。

3. 尿痛

引起尿急的病因几乎都可以引起尿痛。尿道炎多在排尿开始时出现疼痛；后尿道炎，膀胱炎和前列腺炎常出现终末性尿痛。

二、伴随症状

（1）尿频伴有尿急和尿痛见于膀胱炎和尿道炎，膀胱刺激征存在但不剧烈而伴有双侧腰痛见于肾盂肾炎；伴有会阴部、腹股沟和睾丸胀痛见于急性前列腺炎。

（2）尿频尿急伴有血尿、午后低热、乏力盗汗见于膀胱结核。

（3）尿频不伴尿急和尿痛，但伴有多饮多尿和口渴见于精神性多饮、糖尿病和尿崩症。

（4）尿频尿急伴无痛性血尿见于膀胱癌。

（5）老年男性尿频伴有尿线细，进行性排尿困难见于前列腺增生。

（6）尿频尿急尿痛伴有尿流突然中断，见于膀胱结石堵住开口或后尿道结石嵌顿。

三、就诊要点

（1）每小时或每天排尿次数，每次排尿间隔时间和每次排尿量。

（2）尿频是否伴有尿急和尿痛，三者皆有多为炎症。

（3）是否伴有全身症状，如发热畏寒、腹痛腰痛、乏力盗汗、精神抑郁及肢体麻木等。

（4）出现尿频、尿急、尿痛前是否有明显诱因，如劳累、受凉或月经期。

第二十节 少尿、无尿与多尿

正常成人 24 小时尿量为 1 000 ~ 2 000ml。如 24 小时尿量少于 400ml，或每小时尿量少于 17ml 称为少尿；如 24 小时尿量少于 100ml，12 小时完全无尿称为无尿；如 24 小时尿量超过 2 500ml 称为多尿。

一、病因与临床表现

1. 少尿无尿

基本病因如下。

（1）肾前性：①有效血容量减少；②心脏排血功能下降；③肾血管病变。

（2）肾性：①肾小球病变；②肾小管病变；③肾后性。

2. 多尿

（1）暂时性多尿：①短时内摄入过多水、饮料和含水分过多的食物；②使用利尿剂后，可出现短时间多尿。

（2）持续性多尿：①内分泌代谢障碍；②肾脏疾病；③精神因素：精神性多饮患者常自觉烦渴而大量饮水引起多尿。

二、伴随症状

1. 少尿

①少尿伴肾绞痛见于肾动脉血栓形成或栓塞、肾结石。②少尿伴心悸气促，胸闷不能平卧见于心功能不全。③少尿伴大量蛋白尿、水肿、高脂血症和低蛋白血症见于肾病综合征。④少尿伴有乏力食欲缺乏，腹水，皮肤黄染见于肝肾综合征。⑤少尿伴血尿、蛋白尿、高血压和水肿见于急性肾炎、急进性肾炎。⑥少尿伴有发热、腰痛、尿频、尿急、尿痛见于急性肾盂肾炎。⑦少尿伴有排尿

困难见于前列腺肥大。

2. 多尿

①多尿伴有烦渴多饮，排低比重尿见于尿崩症。②多尿伴有多饮、多食和消瘦见于糖尿病。③多尿伴有高血压、低血钾和周期性瘫痪见于原发性醛固酮增多症。④多尿伴有酸中毒、骨痛和肌麻痹见于肾小管性酸中毒。⑤少数患者数天后出现多尿可见于急性肾小管坏死恢复期。⑥多尿伴神经症症状可能为精神性多饮。

三、就诊要点

1. 少尿

①开始出现少尿的时间，以 24 小时尿量为准；②有无脱水或心功能不全等。③是否有泌尿系统疾病如慢性肾炎、尿路结石及前列腺肥大等；④少尿伴随何种症状。

2. 多尿

①开始出现多尿的时间，以 24 小时总尿量为准；②有无烦渴多饮和全天水摄入量；③是否服用利尿剂；④同时伴有何种症状。

第二十一节　头痛

头痛是指额、顶、颞及枕部的疼痛。可见于多种疾病，大多无特异性，且经过良好，例如全身感染发热性疾病往往伴有头痛、精神紧张、过度疲劳也可有头痛。

一、病因与临床表现

1. 颅脑病变

（1）感染：如脑膜炎、脑膜脑炎、脑炎及脑脓肿等。

（2）血管病变：如蛛网膜下腔出血、脑出血、脑血栓形成、脑栓塞、高血压脑病、脑供血不足，脑血管畸形、风湿性脑脉管炎和血栓闭塞性脑脉管炎等。

（3）占位性病变：如脑肿瘤、颅内转移瘤、颅内囊虫病或棘球蚴病等。

（4）颅脑外伤：如脑震荡、脑挫伤、硬膜下血肿、颅内血肿及脑外伤后遗症。

（5）其他：如偏头痛、丛集性头痛、头痛型癫痫、腰椎穿刺后及腰椎麻醉后头痛。

2. 颅外病变

（1）颅骨疾病：如颅底凹入症、颅骨肿瘤。

（2）颈部疾病：颈椎病及其他颈部疾病。

（3）神经痛：如三叉神经、舌咽神经及枕神经痛

（4）其他：如眼、耳、鼻和齿疾病所致的头痛。

3. 全身性疾病

（1）急性感染：如流感、伤寒及肺炎等发热性疾病。

（2）心血管疾病：如高血压病、心力衰竭。

（3）中毒：如铅、酒精、一氧化碳、有机磷、药物（如颠茄、水杨酸类）等中毒。

（4）其他：尿毒症、低血糖、贫血、肺性脑病、系统性红斑狼疮、月经及绝经期头痛、中暑等。

4. 神经症

如神经衰弱及癔症性头痛。

5. 发病情况

①急剧的头痛，持续不减，并有不同程度的意识障碍而无发热者，提示颅内血管性疾病（如蛛网膜下腔出血）。②长期的反复发作头痛或搏动性头痛，多为血管性头痛（如偏头痛）或神经症。③慢性进行性头痛并有颅内压增高的症状（如呕吐、缓脉及视神经

盘水肿）应注意颅内占位性病变。④青壮年慢性头痛，但无颅内压增高，常因焦急、情绪紧张而发生，多为肌收缩性头痛（或称肌紧张性头痛）。

6.头痛部位

①偏头痛及丛集性头痛多在一侧。②高血压引起的头痛多在额部或整个头部。③蛛网膜下腔出血或脑脊髓膜炎除头痛外尚有颈痛。④眼源性头痛为浅在性且局限于眼眶、前额或颞部。⑤鼻源性或牙源性也多为浅表性疼痛。

二、伴随症状

（1）头痛伴剧烈呕吐者为颅内压增高，头痛在呕吐后减轻者见于偏头痛。

（2）头痛伴眩晕者见于小脑肿瘤、椎基底动脉供血不足。

（3）头痛伴发热者常见于感染性疾病，包括颅内或全身性感染。

（4）慢性进行性头痛，伴出现精神症状者应注意颅内肿瘤。

（5）慢性头痛突然加剧并有意识障碍者提示可能发生脑疝。

（6）头痛伴视力障碍者可见于青光眼或脑肿瘤。

（7）头痛伴脑膜刺激征者提示有脑膜炎或蛛网膜下腔出血。

（8）头痛伴癫痫发作者可见于脑血管畸形、脑内寄生虫病或脑肿瘤。

（9）头痛伴神经功能紊乱症状者可能是神经功能性头痛。

三、就诊要点

（1）起病时间、急缓病程、部位与范围、性质、程度、频度（间歇性、持续性）激发或缓解因素。

（2）有无失眠、焦虑、剧烈呕吐（是否喷射性）头晕、眩晕、晕厥、出汗、抽搐、视力障碍、感觉或运动异常、精神异常及意识障碍等相关症状。

（3）有无高血压、动脉硬化、颅脑外伤、肿瘤、精神病、癫痫病、神经症及眼、耳、鼻、齿等部位疾病史。

（4）职业特点、毒物接触史。

第二十二节　眩晕

眩晕是患者感到自身或周围环境物体旋转或摇动的一种主观感觉障碍，常伴有客观的平衡障碍，一般无意识障碍。

一、病因与临床表现

1. 周围性眩晕（耳性眩晕）

是指内耳前庭至前庭神经颅外段之间的病变所引起的眩晕。

（1）梅尼埃综合征：以发作性眩晕伴耳鸣、听力减退及眼球震颤为主要特点，严重时可伴有恶心、呕吐、面色苍白和出汗，发作多短暂，很少超过 2 周。

（2）迷路炎：多由于中耳炎并发，症状同上，检查发现鼓膜穿孔，有助于诊断。

（3）前庭神经元炎：多在发热或上呼吸道感染后突然出现眩晕，伴恶心、呕吐，一般无耳鸣及听力减退。持续时间较长，可达 6 周，痊愈后很少复发。

（4）位置性眩晕：患者头部处在一定位置时出现眩晕和眼球震颤，多数不伴耳鸣及听力减退。可见于迷路和中枢病变。

（5）晕动病：见于晕船、晕车等，常伴恶心、呕吐、面色苍白及出冷汗等。

2. 中枢性眩晕（脑性眩晕）

（1）颅内血管性疾病：椎 – 基动脉供血不足、脑动脉粥样硬化、高血压脑病和小脑出血。

（2）颅内占位性病变：听神经瘤、小脑肿瘤和其他部位肿瘤。

（3）颅内感染性疾病：颅后凹蛛网膜炎、小脑脓肿。

（4）癫痫。

3. 其他原因的眩晕

（1）心血管疾病：低血压、高血压、阵发性心动过速及房室传导阻滞等。

（2）血液病：各种原因所致贫血、出血等。

（3）中毒性：急性发热性疾病、尿毒症、严重肝病及糖尿病等。

（4）眼源性：眼肌麻痹，屈光不正。

（5）头部或颈椎损伤后。

（6）神经症。

二、伴随症状

（1）伴耳鸣、听力下降可见于前庭器官疾病、第Ⅷ对脑神经病及肿瘤。

（2）伴恶心、呕吐可见于梅尼埃病、晕动病。

（3）伴共济失调可见于小脑、颅后凹或脑干病变。

（4）伴眼球震颤可见于脑干病变、梅尼埃病。

三、就诊要点

（1）发作时间、诱因、病程，有无复发性特点。

（2）有无伴发热、耳鸣、听力减退、恶心、呕吐、出冷汗、口周及四肢麻木、视力改变、平衡失调等相关症状。

（3）有无急性感染、中耳炎、颅脑疾病及外伤、心血管疾病、严重肝肾疾病及糖尿病等病史。

（4）有无晕车、晕船及服药史。

第二十三节　晕厥

晕厥亦称昏厥，是由于一时性广泛性脑供血不足所致的短暂意识丧失状态，发作时患者因肌张力消失不能保持正常姿势而倒地。

一、病因与临床表现

1. 血管舒缩障碍

见于单纯性晕厥、直立性低血压、颈动脉窦综合征、排尿性晕厥、咳嗽性晕厥及疼痛性晕厥等。

2. 心源性晕厥

见于严重心律失常、心脏排血受阻及心肌缺血性疾病等，如阵发性心动过速、阵发性心房颤动、病态窦房结综合征高度房室传导阻滞、主动脉瓣狭窄、先天性心脏病某些类型、心绞痛与急性心肌梗死及原发性肥厚型心肌病等，最严重的为阿-斯（Adams Stokes）综合征。

3. 脑源性晕厥

见于脑动脉粥样硬化、短暂性脑缺血发作、偏头痛、无脉症及慢性铅中毒性脑病等。

二、伴随症状

（1）伴有明显的自主神经功能障碍（如面色苍白、出冷汗、恶心、乏力等）者，多见于血管抑制性晕厥或低血糖性晕厥。

（2）伴有面色苍白、发绀、呼吸困难，见于急性左心衰竭。

（3）伴有心率和心律明显改变，见于心源性晕厥。

（4）伴有抽搐者，见于中枢神经系统疾病、心源性晕厥。

（5）伴有头痛、呕吐、视听障碍者提示中枢神经系统疾病。

（6）伴有发热、水肿、杵状指者提示心肺疾病。

（7）伴有呼吸深而快、手足发麻、抽搐者见于换气过度综合征、癔症等。

三、就诊要点

（1）晕厥发生的年龄、性别。

（2）晕厥发作的诱因，发作与体位关系、与咳嗽及排尿关系、与用药关系。

（3）晕厥发生速度、发作持续时间、发作时面色、血压及脉搏情况。

（4）晕厥伴随的症状，见前述。

（5）有无心、脑血管病史。

（6）既往有无相同发作史及家族史。

第二十四节　抽搐与惊厥

抽搐与惊厥均属于不随意运动。抽搐是指全身或局部成群骨骼肌非自主的抽动或强烈收缩，常可引起关节运动和强直。当肌群收缩表现为强直性和阵挛性时，称为惊厥。惊厥表现的抽搐一般为全身性、对称性、伴有或不伴有意识丧失。

一、病因与临床表现

抽搐与惊厥的病因可分为特发性与症状性。特发性常由于先天性脑部不稳定状态所致，症状性病因如下。

1. 脑部疾病

（1）感染：如脑炎、脑膜炎、脑脓肿、脑结核瘤及脑灰质炎等。

（2）外伤：如产伤、颅脑外伤等。

（3）肿瘤：包括原发性肿瘤、脑转移瘤。

（4）血管疾病：如脑出血、蛛网膜下腔出血、高血压脑病、脑栓塞、脑血栓形成及脑缺氧等。

2. 全身性疾病

（1）感染：如急性胃肠炎、中毒型菌痢、链球菌败血症、中耳炎、百日咳、狂犬病及破伤风等。小儿高热惊厥主要由急性感染所致。

（2）中毒：①内源性，如尿毒症及肝性脑病；②外源性，如酒精、苯、铅、砷、汞、氯喹、阿托品、樟脑、白果及有机磷等中毒。

（3）心血管疾病：高血压脑病或阿-斯综合征等。

（4）代谢障碍：如低血糖、低钙及低镁血症、急性间歇性血卟啉病、子痫、维生素 B_6 缺乏等。其中低血钙可表现为典型的手足搐搦症。

3. 神经症

如癔症性抽搐和惊厥，即小儿惊厥（部分为特发性，部分由于脑损害引起），高热惊厥多见于小儿。

4. 全身性抽搐

以全身骨骼肌痉挛为主要表现，典型者为癫痫大发作（惊厥），表现为患者突然意识模糊或丧失，全身强直、呼吸暂停，继而四肢发生阵挛性抽搐，呼吸不规则、尿便失控、发绀、发作约半分钟自行停止，也可反复发作或呈持续状态者。发作时可有瞳孔散大，对光反射消失或迟钝、病理反射阳性等。发作停止后不久意识恢复。

如为肌阵挛性，一般只是意识障碍。由破伤风引起者为持续性强直性痉挛，伴肌肉剧烈的疼痛。

5. 局限性抽搐

以身体某局部连续性肌肉收缩为主要表现，大多见于口角眼睑、手足等。而手足搐搦症则表现间歇性双侧强直性肌痉挛，以上肢手部最典型，有"助产士手"表现。

二、伴随症状

（1）伴发热，多见于小儿的急性感染，也可见于胃肠功能紊乱、生牙、重度失水等。但须注意，惊厥也可引起发热。

（2）伴血压增高可见于高血压病、肾炎、子痫及铅中毒等。

（3）伴脑膜刺激征，可见于脑膜炎、脑膜脑炎、假性脑膜炎及蛛网膜下腔出血等。

（4）伴瞳孔扩大与舌咬伤可见于癫痫大发作。

（5）惊厥发作前有剧烈头痛，可见于高血压急性感染、蛛网膜下腔出血、颅脑外伤及颅内占位性病变等。

（6）伴意识丧失，见于癫痫大发作、重症颅脑疾病等。

三、就诊要点

（1）抽搐与惊厥的发生年龄、病程、发作的诱因、持续时间、是否为孕妇、部位是全身性还是局限性、性质呈持续强直性还是间歇阵挛性。

（2）发作时意识状态，有无大小便失禁、舌咬伤及肌痛等。

（3）有无脑部疾病、全身性疾病、癔症、毒物接触及外伤等病史及相关症状。

（4）病儿分娩史、生长发育异常史。

第二十五节　意识障碍

意识障碍是指人对周围环境及自身状态的识别和觉察能力出现障碍。多由于高级神经中枢功能活动（意识感觉和运动）受损所引起，可表现为嗜睡、意识模糊和昏睡，严重的意识障碍为昏迷。

一、病因与临床表现

（一）病因

1. 颅脑非感染性疾病

（1）脑血管疾病：脑缺血、脑出血、蛛网膜下腔出血、脑栓塞、脑血栓形成及高血压脑病等。

（2）脑占位性疾病：如脑肿瘤、脑脓肿。

（3）颅脑损伤：脑震荡、脑挫裂伤、外伤性颅内血肿及颅骨骨折等。

（4）癫痫。

2. 内分泌与代谢障碍

如尿毒症、肝性脑病、肺性脑病、甲状腺危象、甲状腺功能减退、糖尿病性昏迷、低血糖及妊娠中毒症等。

3. 心血管疾病

如重度休克、心律失常引起阿-斯综合征等。

4. 外源性中毒

如安眠药、有机磷杀虫药、氰化物及一氧化碳中毒等。

（二）疾病的临床表现

1. 嗜睡

嗜睡是最轻的意识障碍，是一种病理性倦睡。患者陷入持续的睡眠状态可被唤醒，并能正确回答和做出各种反应，但当刺激去除后很快又再入睡。

2. 意识模糊

意识模糊是意识水平轻度下降，较嗜睡为深的一种意识障碍。患者能保持简单的精神活动，但对时间、地点及人物的定向能力发生障碍。

3. 昏睡

昏睡是接近于人事不省的意识状态。患者处于熟睡状态，不易唤醒。虽在强烈刺激下（如压迫眶上神经，摇动患者身体等）可被唤醒，但很快又再入睡。醒时答话含糊或答非所问。

4. 昏迷

昏迷是严重的意识障碍，表现为意识持续的中断或完全丧失。

二、伴随症状

（1）伴发热，见于脑出血、蛛网膜下腔出血等。

（2）伴呼吸缓慢，是呼吸中枢受抑制的表现，可见于吗啡巴比妥类、有机磷杀虫药等。

（3）伴瞳孔散大，可见于颠茄类、酒精、氰化物等中毒以及癫痫、低血糖状态等。

（4）伴瞳孔缩小，可见于吗啡类、巴比妥类、有机磷杀虫药等中毒。

（5）伴心动过缓，可见于颅内高压症、房室传导阻滞以及吗啡类、毒蕈等中毒。

（6）伴高血压，可见于高血压脑病、脑血管意外及肾炎尿毒症等。

（7）伴低血压，可见于各种原因的休克。

（8）伴皮肤黏膜改变，出血点、瘀斑和紫癜等可见于严重感染和出血性疾病；口唇呈樱桃红色提示一氧化碳中毒。

（9）伴脑膜刺激征，见于脑膜炎、蛛网膜下腔出血等。

三、就诊要点

（1）起病时间，发病前后情况，诱因、病程、程度。

（2）有无发热、头痛、呕吐、腹泻、皮肤黏膜出血及感觉与运动障碍等相关伴随症状。

（3）有高血压、动脉粥样硬化糖尿病、肝肾疾病、肺源性心脏病、癫痫、颅脑外伤及肿瘤等病史。

（4）有无服毒及毒物接触史。

第十二章　常见疾病的鉴别诊断

第一节　眩晕症状的疾病鉴别诊断

疾　病	鉴　别　诊　断
延髓外侧综合征	为椎动脉或小脑后下动脉闭塞引起，表现为突发眩晕、恶心、呕吐，伴眼球震颤、构音障碍、交叉性浅感觉障碍、共济失调等表现
听神经瘤	亦可引起眩晕症状，但应伴有听力减退、眼球震颤、第5至第7对颅神经以及椎体束受损等表现
桥小脑占位	如听神经瘤等，亦可引起眩晕症状，但伴有听力减退、眼球震颤、第5至第7对颅神经以及椎体束受损等表现
颅内脑瘤性眩晕	桥小脑角、脑干、小脑、第四脑室肿瘤可发生眩晕，可由于肿瘤直接侵犯或压迫前庭系统，或因颅压增高，使第四脑室底前庭神经核充血、肿胀引起。除第四脑室肿瘤因头位改变而突发眩晕外，一般均为非发作性，病情呈缓慢进行性发展
小脑病变	小脑出血、梗死或占位等病变，亦可引起眩晕、恶心、呕吐、肢体共济失调、步态不稳、眼球震颤以及小脑性语言等
良性发作性位置性眩晕	多表现于某种头位时出现短暂眩晕，持续数秒至数十秒钟，头位位置试验可诱发眩晕症状，伴有短暂性水平兼旋转性眼震，无听力减退以及其他神经系统障碍
梅尼埃综合征	为膜迷路水肿引起，起病年龄相对较轻，眩晕症状发作时伴有耳鸣和眼颤，症状与体位明显相关，多次发作后出现听力减退，头颅CT检查不能发现异常密度灶，可进一步检查前庭功能等明确

（续表）

疾　病	鉴别诊断
前庭中枢性眩晕	有头部疼痛和眩晕、恶心以及手脚发麻的症状，主要在夜晚发作。多为渐近性和持续性的发作、发作时间有时常长达数月、较少激烈的天旋地转、头部姿势变作并不会使眩晕加剧且患耳朝下时反而较不会眩晕
外周性眩晕	为发作性眩晕，伴有眼震，以水平性多见，同时有剧烈的耳鸣感，但多在数分钟、数小时内症状完全消失
小脑病变	亦可引起头晕，同时有小脑性共济失调如步态不稳，指鼻、轮替、跟膝胫阳性，头颅 CT 或 MRI 检查可明确诊断。
颈椎病	主要有颈背疼痛、上肢无力、手指发麻、下肢乏力、行走困难、头晕、恶心、呕吐，甚至视物模糊、吞咽困难等。还可表现为耳鸣、心动过速、心前区疼痛等一系列症状
椎基底动脉缺血	发作时多有旋转性、摆动性眩晕，伴站立、步态不稳，以及其他脑干受损症状（如复视、平衡障碍、共济失调等），往往发作仅仅持续数分钟，最多在 24 小时内可恢复

第二节　口腔溃疡、生殖器溃疡的疾病鉴别诊断

疾　病	鉴别诊断
系统性红斑狼疮	好发于育龄女性，主要表现为面部蝶形、盘状红斑光过敏，无痛性口腔溃疡，关节炎等，常累及肾脏、血液系统等，自身抗体出现抗核抗体阳性、抗 dsDNA 阳性
贝赫切特综合征（白塞病）	该病男性多见，常表现口腔溃疡、生殖器溃疡、眼炎及皮疹等，并可累及消化道（溃疡）、神经系统、血管炎（动静脉栓塞）等，针刺试验阳性
疱疹病毒感染	I 型：多引起腰以上皮肤疱疹、口腔疱疹及角膜结膜炎；II 型：生殖器疱疹，腰以下皮肤疱疹及生殖器疱疹，主要表现为阴部、臀部瘙痒、疼痛，继而出现明显溃疡，多在几周内痊愈，易反复发作

（续表）

疾 病	鉴 别 诊 断
炎性肠病	克罗恩病可累及全消化道，出现口腔溃疡，多有腹痛、腹泻，里急后重，伴贫血、发热等表现。实验室检查可见贫血、白细胞、血小板计数上升，ESR 升高，粪常规可见大量白细胞、红细胞
反应性关节炎	可有浅表性无痛性小溃疡，急性起病，多有前驱感染史，多有渐进性加重的非对称性单关节或少关节炎，以下肢关节受累最常见，足小关节的腊肠指比较常见。肌腱端炎：以跟腱、足底肌腱、髌腱附着点及脊柱旁最常受累；皮肤黏膜病变：以手掌及足底的皮肤溢脓性角化症；眼损害：结膜炎、虹膜炎、角膜炎、角膜溃疡，可伴疲乏、肌痛、低热等一般症状

第三节 关节痛的疾病鉴别诊断

疾 病	鉴 别 诊 断
骨关节炎	该病在中老年人多发，主要累及膝、髋等负重关节，活动时关节痛加重，可有关节肿胀和积液。很少出现对称性近端指间关节、腕关节受累，无类风湿结节，晨僵时间短或无晨僵
痛风性关节炎	该病多见于中年男性，常表现为关节炎反复急性发作。好发于第一跖趾关节或跗关节，也可侵犯膝、踝、肘、腕及手关节。血清自身抗体阴性，血尿酸水平多增高。慢性重症患者可在关节周围和耳郭等部位出现痛风石
强直性脊柱炎	该病以青年男性多发，主要侵犯骶髂关节及脊柱，部分患者可出现以膝、踝、髋关节为主的非对称性下肢大关节肿痛。常伴有肌腱端炎，HLA-B27 阳性，骶髂关节炎及脊柱的 X 线改变对诊断有重要意义
系统性红斑狼疮	好发于育龄女性，主要表现为面蝶形、盘状红斑，无痛性口腔溃疡，关节炎等，常累及肾脏、血液系统等，自身抗体出现抗核抗体阳性、抗 dsDNA 阳性。
干燥综合征	好发于女性，主要表现为口眼干燥，口腔溃疡，关节痛，实验室检查多有高球蛋白血症，抗核抗体阳性，抗 SSA、SSB 抗体阳性，唇腺活检可确诊

（续表）

疾 病	鉴 别 诊 断
混合性结缔组织病	多以雷诺现象，双手肿胀，关节炎，发热等为主要临床表现。可累及肺脏出现间质性肺病，自身抗体可出现高滴度斑点型 ANA 阳性、抗 nRNP 阳性，抗 Sm 抗体阴性
系统性硬化	雷诺现象为首发表现，皮肤出现对称性手指、面部、躯干肿胀，后增厚变硬，呈蜡样光亮，"面具脸"后期（5~10岁）萎缩期，可累及关节、肌肉（关节痛，肌无力），消化道，心脏，肺，肾脏等内脏器受累。抗核抗体阳性，ACA、Sc1-70 为特异性抗体，抗 RNP、抗 PM-SCL、抗 SSA 阳性。
CREST 综合征	系统性硬化，皮肤病变局限于手指，前臂远端，可有颜面及颈部受累，以软组织钙化、雷诺现象，食管运动障碍、指僵、毛细血管扩张等临床表现为特征，ACA 阳性率
反应性关节炎	可有浅表无痛性小溃疡，急性起病，多有前驱感染史，多有渐进性加重的非对称性单关节或少关节炎，以下肢关节受累最常见，足小关节的腊肠指比较常见；肌腱端炎：以跟腱、足底肌腱、髌腱附着点及脊柱旁最常受累：皮肤黏膜病变：以手掌及足底的皮肤溢胶性角化症；眼损害；结膜炎、虹膜炎、角膜炎、角膜溃疡，可伴疲乏、肌痛、低热等一般症状
Reiter 综合征	本病好发于儿童，男性多见，以结膜炎、尿道炎、关节炎为主要临床表现，也可出现皮肤黏膜大疱性多形红斑
腰椎间盘突出症	该病限于脊柱，无疲劳感、消瘦、发热等全身表现，多为急性发病，多只限于腰部疼痛，活动后加重，休息缓解，站立时常有侧曲

第四节 循环系统疼痛的疾病鉴别诊断

疾 病	鉴 别 诊 断
冠心病	该病多见中老年男性，常有高血压、糖尿病、高血脂、吸烟等危险因素，出现心肌缺血时，患者可感胸闷、乏力，胸痛，该患者年龄较轻，心电图无明显心肌缺血表现

（续表）

疾　病	鉴别诊断
心绞痛	心绞痛患者的疼痛特点为阵发性的心前区压榨性疼痛，可放射到肩背部，常发生在劳累后或情绪激动时，持续时间一般少于 15 分钟，休息或服用硝酸酯类制剂后症状可缓解，心肌酶谱无明显异常
心肌梗死	心肌梗死患者表现为持久的胸骨后剧烈压榨性疼痛，可放射到肩背部，常发生在劳累后或情绪激动时，可伴有发热、恶心、呕吐、大汗淋漓，服药后无法缓解，严重者可发生心律失常、休克、心衰
急性肺动脉栓塞	急性肺动脉栓塞可发生胸痛、咯血、呼吸困难和休克，但有右心负荷急剧增加的表现：如发绀，肝大，颈动脉充盈，下肢水肿
急性心包炎	急性心包炎可有较剧烈而持久的心前区疼痛，疼痛与发热同时出现，呼吸和咳嗽时加重。有明显的下肢水肿、颈静脉充盈明显。
主动脉夹层	多有高血压病史，且血压平时较高，胸痛呈持续性撕裂样疼痛，此患者血压控制尚可，胸痛呈钝痛，不太支持，但不能完全排除，可行心脏超声检查排除
主动脉夹层分离	以剧烈胸痛发病，常放射至背、肋、腹、腰和下肢，两上肢血压和脉搏有明显的差别，X 线胸片示主动脉增宽，心超及 CT 可明确诊断
X 综合征	胸痛多为典型劳力型心绞痛，运动时发生胸骨后不适，向肩与前臂放射，也可以发生休息痛或不典型性心绞痛，多见于 45 岁以下的年轻人，女性多见，舌下含服硝酸甘油可缓解胸痛

第五节　尿路感染症状的疾病鉴别诊断

疾　病	鉴别诊断
急性肾盂肾炎	除局部尿路刺激征外多有腰酸、腰痛、发热、乏力等全身感染表现，肾区叩痛
慢性肾盂肾炎急性发作	有反复尿路感染史，病程超过 6 个月，急性发作多有劳累受凉诱因，出现发热，伴腰酸、腰痛

（续表）

疾　病	鉴 别 诊 断
尿道综合征	有反复尿路刺激症状，但尿培养均无细菌生长，尿常规可有或没有白细胞，亦可为支原体或衣原体感染，抗感染治疗无明显效果
尿路结核	常以尿频、尿急等尿路刺激以及血尿为主要表现，抗生素治疗效果不佳。反复发作，同时有午后低热、盗汗、消瘦等结核菌感染表现。
妇科疾病	既往有霉菌性阴道炎史、流产史，可能出现局部尿路刺激症状明显。

第六节　水肿的疾病鉴别诊断

疾　病	鉴 别 诊 断
心源性水肿	心力衰竭所致水肿多聚集于下肢及躯干低垂部位，不能平卧，活动后气促
肾源性水肿	浮肿多见于颜面部，往往有肾脏疾病史或有高血压、糖尿病、SLE 等基础疾病引起肾脏损害
肝源性水肿	往往为肝硬化，可有双下肢水肿，腹水等
低蛋白性水肿	慢性疾病患者常因进食差、肝功能减退、消耗及排泄增加，引起低蛋白血症，多表现为全身性凹陷水肿
甲状腺功能减退	多为非凹陷性，伴食欲缺乏，少言懒动等症状
深静脉、淋巴回流障碍	下肢水肿，水肿的主要特点为晨轻暮重，水肿在休息后或患肢抬高后可以明显缓解

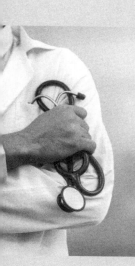

第五篇

解剖部位与常见
疾病

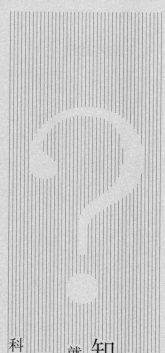

科 学 就诊 知 多 少

第十三章　头部器官与常见疾病

头部：头部主要由头发、头皮、头颅、颜面及五官构成。由于原发疾病及外部因素造成的损伤，涉及多个科室。

第一节　大脑

一、解剖与功能

大脑主要分为两侧大脑半球、脑干、小脑以及在大脑和脑干之间的间脑。大脑半球左右各一个，功能极其复杂，除了支配运动、感觉以外，还与认知、情感、行为、语言等高级神经活动有关。两侧大脑半球的功能各有侧重，有优势半球和非优势半球的区分。这是因为临床有一部分人是左利手，优势半球就在右侧，大部分人都是右利手，优势半球在左侧。右侧大脑半球是高级的认知中枢，主要在美术、空间、几何、音乐和人物识别和视觉记忆占优势。左侧大脑半球在言语、逻辑思维、分析和计算功能方面占优势。脑干包括中脑、脑桥和延髓，12 对脑神经只有第 1、2 对脑神经不是从脑干出发的，其余 10 对脑神经都是从脑干出发的。比如，中脑上有动眼神经和滑车神经，支配着眼睛内视、外展、上视、下视等，脑桥有展神经核，延髓上还有呼吸和循环的心跳中枢。小脑是主管平衡功能，能调节肌张力，还能调节随意运动。

二、常见的疾病表现

（一）神经内科

1. 主要疾病症状

头痛、头晕、失眠、恶心、呕吐、肢体活动障碍、皮肤感觉减退、语言障碍及面瘫。

2. 常见疾病

（1）脑血管病：短暂性脑缺血发作、脑梗死（脑血栓形成、腔隙性梗死、脑栓塞）、脑出血（见图 13-1）、蛛网膜下腔出血、高血压脑病、脑底异常血管网病、颅内静脉窦及脑静脉血栓形成。

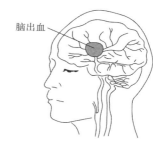

图13-1　脑出血

（2）周围神经病：三叉神经痛、特发性面神经炎、偏侧面肌痉挛、多数脑神经损害、单神经病及神经痛、多发性神经病、急性炎症性脱髓鞘性多发性神经病及慢性炎症性脱髓鞘性多发性神经病。

（二）神经外科

1. 主要疾病症状

车祸、脑部外伤、头痛、头晕、恶心、喷射样呕吐及视盘水肿。

2. 常见疾病

由于外伤导致的脑部、脊髓等神经系统的疾病。例如，脑出血出血量危及生命，车祸致脑部外伤，或脑部有肿瘤压迫需手术治疗等。

三、相关科室

神经内科；神经外科。

第二节　眼

一、解剖与功能

眼是视觉器官，它由眼球、视路和附属器三部分组成。眼球接受外界信息，由视路向视皮质传递，完成视觉功能。眼的附属器除眼外肌主要负责眼球运动外，其余皆对眼球具有保护作用。

二、常见的疾病表现

1. 视功能障碍

见于视网膜动脉或静脉阻塞、缺血性视神经病变、视网膜脱离、玻璃体积血、视神经炎。

2. 色觉异常

烟酒中毒、视神经病及颅脑损伤。

3. 夜盲

视网膜发育不良、视网膜色素变性、周边视网膜病变及白点状视网膜变性；青光眼、虹膜后粘连、屈光间质周边部混浊、瞳孔缩小、维生素 A 缺乏及肝病等。

4. 昼盲

黄斑变性、全色盲；角膜、晶状体中心区混浊、瞳孔散大、黄斑病变及轴性视神经炎。

5. 视野缺损

青光眼、视网膜色素变性；视网膜色素变性、球后视神经炎、视神经萎缩、中毒性视网膜病变、晚期青光眼及癔症等。

6. 视物变形

心性视网膜脉络膜病变、黄斑水肿；视网膜脱离；视网膜血管瘤、视网膜脉络膜肿瘤。

7. 闪光视觉

视网膜脱离、视网膜脉络膜炎、眼球外伤、玻璃体混浊及颅脑外伤。

8. 视疲劳

远视、近视、散光、斜视、调节/集合异常及精神心理不稳定因素。

9. 立体视觉异常

斜视、弱视、单眼抑制及异常视网膜对应。

10. 瞳孔大小不等，对光反射的变化

三、就诊科室

眼科。

第三节 耳、鼻、咽、喉

一、解剖与功能

耳：人耳是听觉和位觉（平衡觉）的感觉器官，由外耳、中耳和内耳三部分组成（见图13-2）。外耳和中耳的功能是传导声波，内耳具有感受声波和头部位置变动刺激感受器。

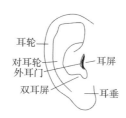

图13-2　耳的结构

鼻：人的鼻子是呼吸通道的起始部位，也是重要的嗅觉器官，一般人的鼻子由外鼻、鼻腔、鼻窦（见图13-3）等三大部分组成。如果平时没有注意这些部位的保养，受到某些细菌、病毒的侵犯，此时这些部位就会发生炎性改变，从而引发一系列的疾病。

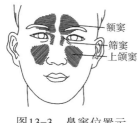

图13-3　鼻窦位置示意图（正面观）

咽：咽是呼吸道上的重要器官，咽分

鼻咽、口咽和喉咽三部分。鼻咽部上起颅底，下至软腭平面以上，鼻咽向前经后鼻孔与鼻腔相通，下方接口咽部。口咽部在鼻咽下方，即我们平时张嘴能看见的那部分，在软腭平面以下舌根以上。在软腭中央有个"小舌头"，医学上称悬雍垂。在口咽两侧各有一个扁桃体。

喉：位于颈前部中央，上与喉咽相通，下与气管、支气管和肺相接。喉的结构并不复杂，是由软骨、肌肉、黏膜围成的管腔，即喉腔。咽的主要功能是吞咽、呼吸和发音，调节中耳气压功能。

二、常见的疾病表现

（一）耳

1. 耳痛

主要由急性炎症引起，如急性化脓性软骨膜炎、外耳道炎和疖肿、急性鼓膜炎及急性化脓性中耳炎等。中耳癌的晚期可有剧烈疼痛。耳源性颅内并发症可有深部耳痛。

2. 耳聋

听觉系统的任何部位有病变时均可产生耳聋。但不同的部位受侵，会出现不同性质的聋。外耳、中耳病变将产生传导性聋。耳蜗病变及听神经瘤则出现感音神经性聋。耳蜗耳神经以上有病变时为中枢性聋。

3. 耳鸣

各种耳疾如声损伤及药物中毒性聋均可引起；

4. 眩晕

感觉自身或外界环境在转动的一种错觉。分为耳源性（前庭周围性疾病）和中枢性两种。梅尼埃氏病，其特征为突然发作，伴恶心、呕吐、耳鸣及听力减退。症状持续时间不长。中枢性眩晕一般为感音性聋或不伴耳聋，眼震不明显，眩晕较轻或只是一种不稳感。

（二）鼻

1. 鼻塞

多出现流鼻涕、鼻塞及鼻腔黏膜瘙痒。

2. 鼻窦炎

局部疼痛、头痛、鼻腔分泌物增多及鼻塞等都和鼻窦炎有关。

3. 鼻炎

鼻子瘙痒、流鼻涕及打喷嚏等情况，有时还会有明显的鼻塞表现。

4. 鼻息肉

鼻塞、流鼻涕、嗅觉减退或者丧失，并有可能引起听力下降和耳鸣。

5. 鼻出血

鼻腔黏膜糜烂、破溃出血。

（三）喉

1. 喉炎

由慢性咽炎，干咳。

2. 喉异物

由吞咽不当引起异物（鱼骨头、鱼刺等）；异物卡于咽喉部。

3. 扁桃体炎

由 A 组乙型溶血性链球菌、病毒等引起的感染。

4. 喉肿瘤

声音嘶哑，呼吸困难，咳嗽，吞咽困难；颈部淋巴结肿大。

5. 声带息肉

高热至声音嘶哑，并伴有发音延迟、音色改变；甚至失声。

（四）咽

1. 先天性畸形

如鳃裂囊肿及瘘，甲状舌管囊肿及瘘等。

2. 外伤

咽部穿通伤、咽部灼伤及咽部异物等。

3. 炎症

急、慢性咽炎，急、慢性扁桃体炎等。

4. 肿瘤

鼻咽纤维血管瘤、鼻咽癌及扁桃体癌等。

5. 功能性疾病

如咽异感症（梅核气）。

三、就诊科室

耳鼻咽喉科。

第四节　口腔

一、解剖与功能

口腔包括口唇、口腔内器官和组织。口腔内有牙、舌、唾液腺体等重要器官，主要有咀嚼、语言、吞咽、感觉、吸吮、表情、摄入食物及参与呼吸等功能，是人体消化道的起始部分。

二、常见的疾病表现

1. 龋病

口腔内的硬组织，也就是牙齿上的疾病。

2. 牙龈炎

口腔内的软组织，即淡粉色的牙龈上面的炎症。

3. 乳牙龋、恒牙龋

龋齿发生在儿童乳牙列的时候，叫乳牙龋；龋齿发生在恒牙的时候，叫恒牙龋。

4. 牙外伤或者牙髓炎、根尖周炎

5. 牙齿松动、慢性牙周炎或智齿冠周炎、牙周脓肿

6. 口腔肿瘤

扁平苔藓、白斑或者其他的肿瘤。

7. 口腔腺体

舌下腺、唇下腺或者腮腺，都有可能出现炎症。

8. 舌部表现

干燥舌、口腔溃疡、舌下溃疡及地图舌等。

三、就诊科室

口腔科；颌面肿瘤及风湿免疫科。

第十四章　颈部器官与常见疾病

颈部介于头部、胸部和上肢之间。颈部后方以颈椎为界，与项部分隔。颈部由前方的舌骨上、下肌群，外侧的胸锁乳突肌，后方（即颈椎的前方）的椎前肌和斜角肌群围成。颈腔内容纳呼吸道和消化道的颈段及其两侧的大血管、神经和淋巴结等。颈根部还有胸膜顶及肺尖等自胸廓上口突入。这些结构间有疏松结缔组织填充，并于肌肉、器官与血管、神经周围形成筋膜和筋膜间隙。

第一节　颈椎

一、解剖与功能

颈椎位于头以下、胸椎以上。颈椎共有 7 块颈椎骨，是脊柱椎骨中体积最小，但灵活性最大、活动频率最高、负重较大的节段。每个颈椎都由一个锥体、一个椎弓及突起（一对棘突、一对横突、两对关节突）所构成，之间由韧带、椎间盘连接形成颈椎。颈部的作用就是把头部和躯干部联系起来。由于颈部的联系作用，脑发出的各种指令得以传输到躯干和四肢，身体感受到的各种刺激以神经冲动的方式也可以传送到脑。在颈部，神经活动的传输通道是脊髓。颈部对于消化系统、呼吸系统和循环系统也起着通道作用。

二、常见的疾病表现

1. 颈部外伤

血管损伤可有出血、休克及动静脉瘘等表现；胸导管损伤的患者容易发生气短、呼吸困难，甚至发绀、心率增快、脉搏变弱及血压降低等；喉及气管损伤主要表现有呼吸困难，伤口有空气和泡沫样血液喷出，同时可伴有剧烈刺激性咳嗽；咽和食管损伤除有吞咽疼痛外常可见唾液、血液、食物及空气由破口溢出等。

2. 颈部肿瘤

良性肿瘤常表现为单个圆形肿块，质地软或中等，边界清楚，活动度好，生长缓慢，通常不引起全身症状或全身症状较轻。恶性肿瘤肿块常常融合成片，边界不清楚，活动度差，质硬，表面多呈结节状，生长迅速，压痛不明显；早期无明显表现，后期可出现消瘦、体重下降、不明原因的发热等。

3. 颈部炎症

红、肿、热、痛是炎症最具特征性的表现。淋巴结炎可表现为淋巴结肿大，有或无压痛；淋巴结结核表现为多个淋巴结融合呈团块状，病理检查可见干酪样坏死。甲状腺炎症常表现为甲状腺弥漫性肿大，表面有时可触及结节，有触痛，严重者可有声嘶、气促及吞咽困难等。

4. 颈部先天畸形

多见于青少年，病程长，颈部可有单个圆形或椭圆形肿物，质软，边界清楚，并发感染时形成瘘管。

三、就诊科室

骨科或脊柱外科；普外科。

第二节　甲状腺

一、解剖与功能

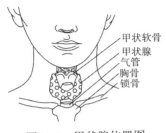

甲状软骨
甲状腺
气管
胸骨
锁骨

图14-1　甲状腺位置图

甲状腺的左、右叶分别贴于喉和气管颈段的两侧，甲状腺峡横位于第2至第4气管软骨的前方（见图14-1）。甲状腺左、右叶的后外方与颈血管相邻，内侧面因与喉、气管、咽、食管、喉返神经等相邻，主要的功能是合成甲状腺激素，通过合成甲状腺激素之后，能够调节人体的新陈代谢，促进人体的生长发育，提高神经系统的兴奋性，可以使人体的呼吸和心率增快，产生热量，甲状腺激素也能促进蛋白质的合成，使骨骼和蛋白合成增加，尤其是对于青少年的发育起着非常重要的作用。可以参加糖类和脂肪的代谢，起着重要的作用。甲状腺激素对于青少年发育有着很大的促进作用，甲状旁腺会对钙的代谢起着十分重要的作用。

二、常见的疾病表现

1. 甲亢

可有心慌、怕热、多汗、食量增多、消瘦、颈粗及突眼等一系列临床表现（见图14-2）。

2. 慢性淋巴性甲状腺炎

称弥漫性或结节性肿大，易于甲状腺癌混淆。

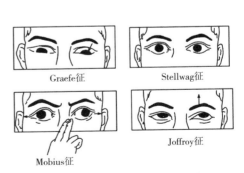

Graefe征　　Stellwag征
Mobius征　　Joffroy征

图14-2　甲状腺功能亢进的眼征

3. 甲状腺癌

结节坚硬而不平整，伴颈淋巴结肿大、喉返神经麻痹或以往有颈部反射史者，癌肿的可能性很大。

4. 甲状腺结节

甲状腺可肿大，并可扪及肿大。

5. 甲状腺肿大

甲状腺肿大时，可压迫以上结构，导致呼吸困难、吞咽困难和声音嘶哑等症状，如压迫颈内静脉，可引起面部水肿。

三、就诊科室

内分泌科；甲状腺外科。

第十五章　胸部器官与常见疾病

　　胸腔的构成由后背正中的胸椎，两侧的肋骨和前方的胸骨构成的一个桶状结构，上方有锁骨构成胸腔顶，下方有膈肌进行封闭。内包含有中间的纵隔，纵隔内包括有心脏，及进出心脏的主动脉，上下腔静脉。纵隔将胸腔分为左右两侧，为左右两肺，纵隔后方的器官是气管，气管分为左右两支气管，分别于左右肺相通，气管后方是连通上方咽部和下方胃的食管。

第一节　胸廓

一、解剖与功能

　　胸廓的形状有明显的个体差异，这与年龄、性别、健康状况及生活条件有关。新生儿的胸廓矢状径略等于横径，胸廓呈桶状；6 岁以后，横径逐渐增大；13 岁时，胸廓与成年人相似；15 岁后出现性别差异，女性胸廓上部与下部直径相差不大，胸廓短而钝圆形；男性胸廓各径比女性较大，胸廓近似上窄下宽前后略扁的圆锥形；老年人的胸廓因肋骨钙化，弹性减小，运动减弱，胸廓不塌，呈长扁形（见图 15-1）。成年人的胸廓可分为扁平形、圆柱形及圆锥形。

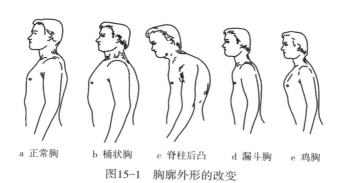

a 正常胸　　b 桶状胸　　c 脊柱后凸　　d 漏斗胸　　e 鸡胸

图15-1　胸廓外形的改变

二、常见的疾病表现

1. 胸壁病变

疼痛的部位固定于病变处，且局部有明显压痛；深呼吸、咳嗽、举臂、弯腰等动作使胸廓活动疼痛加剧。

2. 肺及胸膜病变

肺和脏层胸膜对痛觉不敏感。肺炎、肺结核、肺脓肿及肺梗死等疾病，由于病变累及壁层而发生胸痛。

3. 结核性胸膜炎

结核分枝杆菌及其代谢产物进入处于高敏状态的胸膜腔引起的胸膜炎症。

4. 肋骨骨折

肋骨共 12 对，平分在胸部两侧。前与胸骨，后与胸椎相连，构成一个完整的胸廓，胸部损伤时，无论是闭合性损伤或开放性损伤，肋骨骨折最为常见；局部疼痛，咳嗽呼吸时加重。

5. 肋软骨炎

常呈持续性胸痛，与活动无明显关系，触诊胸肋部有局部压痛，局部注射普鲁卡因或皮质激素可以缓解症状。

6. 气胸

是指空气进入胸膜腔内，常因慢性呼吸疾病、肺部疾病及胸部外伤引起。突感一侧胸痛，进行性呼吸困难，不能平卧，有咳嗽但无痰或少痰。

7. 肋间神经痛

该病疼痛多沿肋间神经分布，与咳嗽、体位改变，手臂活动有关。

三、就诊科室

胸外科；呼吸科；结核科；风湿免疫科。

第二节 乳房

一、解剖与功能

人和哺乳动物特有的哺乳器官，乳房内部主要为 15 ~ 20 个腺体（乳腺）小叶和脂肪组织。腺体呈辐射状排列，其输乳管朝向乳晕，开口于乳头。孕妇及哺乳期腺体发育最盛，乳房增大，向前突出或下垂；乳晕扩大，色加深，乳房皮肤表面可见静脉扩张。绝经后卵巢停止活动，乳腺体积和脂肪均退化，而代之以纤维组织。

在医学上为便于诊断和治疗，将乳房划分为 6 个区域。以乳头为中心画一条水平线和垂直线，将乳房分为内上、内下、外上、外下四个象限（见图 15–2）。

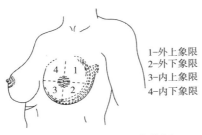

1–外上象限
2–外下象限
3–内上象限
4–内下象限

图15–2　乳房病变的定位图

二、常见的疾病表现

1. 急性乳腺炎

乳房红、肿、热及痛，常局限于一侧乳房的某一位置。触诊有硬结包块，伴寒战、发热及出汗等全身中毒症状，常发生于哺乳期妇女。

2. 乳腺肿瘤

应区别良性或恶性。乳腺癌一般无炎症表现，多为单发并与皮下组织粘连，局部皮肤呈橘皮样，乳头常回缩。多见于中年以上的妇女，晚期每伴有腋窝淋巴结转移。良性肿瘤则质较软，界限清楚并有一定活动度，常见者有乳腺囊性增生、乳腺纤维瘤等。

3. 男性乳房增生

男性乳房增生常见于内分泌紊乱，如使用雌激素、肾上腺皮质功能亢进及肝硬化等。

4. 乳房增生

乳腺增生是指乳腺上皮和纤维组织增生，乳腺组织导管和乳小叶在结构上的退行性病变及进行性结缔组织的生长，乳房疼痛，肿块；属于良性肿瘤。

三、就诊科室

乳腺科；无乳腺科医院则就诊普外科。

第三节　肺与胸膜

一、解剖与功能

衬覆在胸壁内面和肺表面的浆膜，分为壁层和脏层两部，两层之间的密闭间隙称胸膜腔。根据胸膜壁层的位置可分4部：即胸膜顶是突出胸廓上口的部分；肋胸膜是衬贴在胸壁内面的部分；膈胸膜是覆盖在膈上面的胸膜；纵隔胸膜是包被在纵隔器官表面的胸膜；壁层胸膜各部之间互相移行，在某些部位成隐窝而肺缘并不伸入其间。

肺有分叶，左二右三，共五叶。肺经肺系（指气管、支气管等）与喉、鼻相连，故称喉为肺之门户，鼻为肺之外窍。肺上端钝圆叫肺尖，向上经胸廓上口突入颈根部，底位于膈上面，对向肋

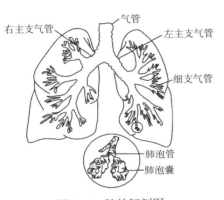

图15-3　肺的解剖图

和肋间隙的面叫肋面，朝向纵隔的面叫内侧面，该面中央的支气管、血管、淋巴管和神经出入处叫肺门，这些出入肺门的结构，被结缔组织包裹在一起叫肺根。左肺由斜裂分为上、下二个肺叶，右肺除斜裂外，还有一水平裂将其分为上、中、下三个肺叶（见图15-3）。

二、常见的疾病表现

1. 感染性肺部疾病

以病毒、肺炎链球菌感染的细菌性肺炎为主的肺炎，以咳嗽、咳痰为主；见于支气管炎、肺炎。

2. 与大气污染和吸烟有关的肺部疾病

慢性阻塞性肺病（COPD）包括慢性支气管炎、阻塞性肺气肿，其发病部分与大气污染有关。长期吸烟也可引起肺气肿、哮喘。

3. 肺尘埃沉着病（硅肺）

常有咳嗽、咳痰、胸痛、呼吸困难及咯血等临床表现，多与工作环境、职业有关的肺部疾病。

4. 肺部纤维化

结缔组织疾病、系统性红斑狼疮及类风湿关节炎等引起的肺部病变。

5. 肺部肿瘤

（1）恶性肿瘤，为原发性支气管肺癌（简称肺癌），约占肺部肿瘤的 90%。

（2）肺转移性癌，多来源于泌尿生殖器官、胃肠、甲状腺及乳腺等。

（3）肺部良性肿瘤，肺部结节。

三、就诊科室

胸外科；呼吸科。

注：肺部肿块需要手术到胸外科就诊；需要明确肿块性质或内科治疗到肿瘤科就诊；硅肺（肺尘埃沉着病）到尘肺科就诊；其他呼吸道疾病到呼吸科或感染科就诊。

第四节　心脏

一、解剖与功能

心脏有四个腔，即：右心房、右心室、左心房及左心室。左、右半心有中隔分开互不相通，同侧的房与室间均借房室口相通。心房接受静脉，心室发出动脉，在房室口和动脉口处均有瓣膜。它们在血液流动时起阀门样作用，保证血液在心内单向流动（见图 15-4）。

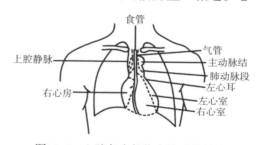

图15-4　心脏各个部位在胸壁的投影

二、常见的疾病表现

1. 冠心病

该病多见中老年男性，常有高血压、糖尿病、高血脂及吸烟等危险因素，出现心肌缺血时，患者可感胸闷、乏力及胸痛，该患者年龄较轻，心电图无明显心肌缺血表现。

2. 心绞痛

心绞痛患者的疼痛特点为阵发性的心前区压榨性疼痛，可放射到肩背部，常发生在劳累后或情绪激动时，持续时间一般少于15分钟，休息或服用硝酸酯类制剂后症状可缓解。

3. 心肌梗死

心肌梗死患者表现为持久的胸骨后剧烈压榨性疼痛，可放射到肩背部，常发生在劳累后或情绪激动时，可伴有发热、恶心、呕吐，大汗淋漓，服药后无法缓解，严重者可发生心律失常、休克及心衰。

4. 主动脉夹层

该病患者多有高血压病史，且血压平时较高，胸痛呈持续性撕裂样疼痛，如患者血压控制尚可，胸痛呈钝痛；主动脉夹层分离：以剧烈胸痛发病，常放射至背部、胸部、腹部、腰部和下肢，两上肢血压和脉搏有明显的差别。

5. 慢性肺源性心脏病

肺心病的患者有多年慢性肺气肿病史，可伴有长期吸烟史，以慢性咳嗽、咳痰及气促为主要临床表现。

6. 风湿性心脏病

风心病多见于青年女性，多数患者反复有扁桃体炎或者是咽峡炎。有长期低热、游走性、对称性大关节炎史。病变常累及二尖瓣，有二尖瓣狭窄和二尖瓣关闭不全。表现为心悸、胸闷、呼吸困难、咳嗽及咯血，体征有二尖瓣面容，心尖区有病理性杂音，心超检查和炎症指标检查可助确诊。

7. 急性左心衰

典型表现为突然严重气促，端坐呼吸，口唇青紫，咳大量粉红色沫痰；

8. 急性右心衰

以明显双下肢凹陷性水肿、颈静脉充盈或怒张、肝颈反流征阳性为典型表现，无法平卧，多见于老年患者，往往伴有长期明确的冠心病、高血压病史，上述症状可反复发作；

9. 急性病毒性心肌炎

本病患者多有病毒感染的前驱症状（如发热、咳嗽及腹泻等），发病时可出现心悸、胸闷，心电图（EKG）检查可示明显心律失常。

三、就诊科室

心血管内科；心外科；血管外科。

第十六章　腹部脏器与常见疾病

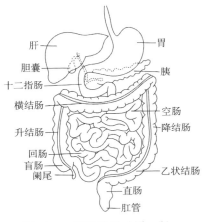

图16-1　腹部脏器（胃、肠、肝、胆、胰、脾）解剖示意图

肝
胆囊
十二指肠
横结肠
升结肠
回肠
盲肠
阑尾
胃
胰
空肠
降结肠
乙状结肠
直肠
肛管

腹部主要由腹壁、腹腔和腹腔内脏器组成。腹部范围上起横膈，下至骨盆，腹部体表上以两侧肋弓下缘和胸骨剑突与胸部为界，下至两侧腹股沟韧带和耻骨联合，前面和侧面由腹壁组成，后面为脊柱和腰肌。腹腔内有很多重要脏器，主要有消化、泌尿、生殖、血液及血管系统（见图 16-1）。

第一节　胃肠

一、解剖与功能

胃：是人体的消化器官，位于膈下，上接食管，下通小肠。胃的上口为贲门，下口为幽门。故胃之上为食管，胃之下为肠管，胃居两者之间名为胃管。其分上、中、下三部。胃的上部称上脘，包括贲门；胃的中部称中脘，即胃体部分；胃的下部称下脘，包括幽门。

肠道：大肠长 1.5 ~ 2 米，起自回肠，包括盲肠、升结肠、横结肠、降结肠、乙状结肠和直肠六部分，形似方框，位于人体腹腔的周边及骨盆腔后方。大肠的主要功能是进一步吸收来自小肠的食物残渣中的水分、电解质和其他物质（如氨、胆汁等），形成、储存和排泄粪便。

小肠：前端是胃，胃里存在着消化液胃酸，酸性比较高，由于胃酸能杀灭外来细菌，所以也称之为是人体的第一道天然屏障。小肠内酸度稍低一些，但是小肠作为主要的消化器官，蠕动频率和强度都比较大，是有氧的环境。

二、常见的疾病表现

1. 胃溃疡、十二指肠溃疡

患者有周期性上腹部疼痛、反酸、嗳气等症状，本病易反复发作，呈慢性经过。

2. 胃肠肿瘤

包括良性肿瘤和恶性肿瘤，良性者多见于腺瘤样息肉；恶性者多见于腺癌（胃肠镜检查）；上腹部饱胀不适或隐痛、泛酸、嗳气、恶心、偶有呕吐、食欲减退及黑便等。

3. 阑尾炎

为转移性右下腹痛，伴发热、恶心及呕吐，右下腹有固定压痛点。

4. 胃肠炎

胃肠炎通常因微生物感染引起，也可因化学毒物或药品导致，为腹泻、恶心、呕吐及腹痛。

三、就诊科室

消化内科；普外科。

第二节　肝脏

一、解剖与功能

肝脏是人体内脏里最大的器官，在人体中腹部右侧横膈膜之下，位于胆囊之前端且于右边肾脏的前方，胃的上方。肝脏是人体消化系统中最大的消化腺，成人肝重量相当于体重的 2%，平均重达 1.5kg。肝的长、宽、厚约为 25.8cm、15.2cm、5.8cm。Couinaud 分段法将肝脏分为 8 段，段的编号依据顺时针进行，门静脉分支分布于肝段内，而肝静脉位于肝段间，每段功能上是独立的，有独立的血液、胆汁引流道。每段的中心是门静脉、肝动脉和胆管，周围是血液流出的肝静脉。

二、常见的疾病表现

1. 病毒性肝炎

由甲、乙、丙、丁或戊型肝炎病毒引起，病毒性肝炎通常会导致肝脏的损伤，引起厌食、恶心、肝脏区域不适及黄疸等症状。

2. 酒精性肝病

由于长期喝酒而导致的，初期表现为脂肪肝，症状不明显或出现右上腹胀痛、食欲缺乏、乏力、体重减轻及黄疸等非特异性症状。

3. 脂肪性肝病

表现多样，轻度脂肪肝多无临床症状，中、重度脂肪肝有类似慢性肝炎的表现，可有食欲不振、疲倦乏力、恶心、呕吐、肝区或右上腹隐痛等；

4. 肝脏占位性病变

最常见的就是肝癌，有肝区疼痛、腹胀、食欲缺乏、乏力、消瘦，进行性肝大或上腹部包块等；部分患者有低热、黄疸、腹泻或上消化道出血；肝癌破裂后出现急腹症表现等。

三、就诊科室

普外科或肝胆外科；消化内科；传染科。

第三节　胆囊

一、解剖与功能

胆囊位于肝脏的下面，有储存胆汁和浓缩胆汁的功能（见图16-2）。胆汁的主要作用是帮助消化脂肪和蛋白质的，油腻的食品，主要是依靠胆汁来分解的。

二、常见的疾病表现

1. 胆绞痛

本病常在高脂饮食后发生，表现为右上腹绞痛，可伴有发热和白细胞计数增高；多有胆囊炎、胆囊结石史，腹部超常检查可以明确诊断。

2. 胆结石

一般表现为右上腹或上腹部疼痛，可向右肩胛部和背部放射，可伴恶心、呕吐；反复发作胆系感染时出现高热、寒战及黄疸。

3. 胆管癌

无痛性进行性加重黄疸。

三、就诊科室

肝胆外科。

第四节　胰脏和脾脏

一、解剖与功能

胰腺位于腹部中上，肝脏的左侧（见图16-2）。胰腺分泌胰液中含有碳酸氢钠、胰蛋白酶原、脂肪酶及淀粉酶等。胰液通过胰腺管排入十二指肠，有

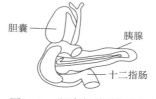

图16-2　胆囊与胰腺解剖图

消化蛋白质、脂肪和糖的作用。

脾脏是机体最大的免疫器官，位于左上腹部，占全身淋巴组织总量的 25%，含有大量的淋巴细胞和巨噬细胞，是机体细胞免疫和体液免疫的中心。

二、常见的疾病表现

1. 急性胰腺炎

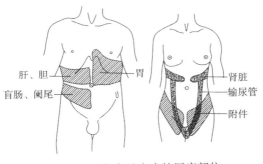

肝、胆
盲肠、阑尾
胃
肾脏
输尿管
附件

图16-3　腹部常见疾病的压痛部位

（1）腹痛：是主要临床症状，腹痛剧烈，起始于中上腹，也可偏重于右上腹或左上腹，放射至背部；累及全胰则呈腰带状向腰背部放射痛（见图 16-3）。

（2）恶心、呕吐：常与腹痛伴发，呕吐剧烈而频繁。呕吐物为胃十二指肠内容，偶可伴咖啡样内容。

（3）腹胀：早期为反射性肠麻痹，严重者可由腹膜后蜂窝织炎刺激所致。

（4）腹膜炎体征：水肿性胰腺炎时，压痛只限于上腹部，常无明显肌紧张。出血坏死性胰腺炎压痛明显，并有肌紧张和反跳痛.范围较广或延及全腹。

2. 慢性胰腺炎

主要是上腹正中或偏左有持续性隐痛或钝痛，发作时疼痛剧烈，夜间疼痛加重，疼痛可向腰背部或左肩放射等。目前认为慢性胰腺炎在一部分患者中是一个重要的癌前病变，特别是慢性家族性胰腺炎和慢性钙化性胰腺炎。

3. 胰腺癌

症状为肿瘤逐渐增大，累及胆囊、胰管及胰周组织时，方可出现上腹部不适及隐痛、黄疸、消瘦、食欲不振、消化不良及发热等症状。

4. 胰岛素瘤

具有典型的临床表现，一过性低血糖，口服或静脉注射葡萄糖后症状立即消失。

5. 突发糖尿病

特别是不典型糖尿病，患者年龄在 60 岁以上，缺乏家族史，无肥胖，很快形成胰岛素抵抗者。

6. 脾肿大

主要表现为左侧腹部胀满不适或者伴有疼痛、恶心、皮肤改变或全身性症状等情况

7. 脾脏破裂

常见于腹部外伤，脾脏破裂的症状主要有腹部剧烈疼痛、腹胀、头晕乏力、面色苍白、尿少及晕厥等休克症状等，危及生命，应及时就诊，需急症手术。

三、就诊科室

消化内科；普外科；肝胆外科。

第五节　肾脏

一、解剖与功能

肾位于腹腔下背部脊柱两旁，为一对有包膜的器官，周围充满有保护作用的脂肪垫（见图 16-4）。它的第一个功能是能够维持身体的平衡，身体中的酸碱平衡主要是由于肾脏来维持的，对于身体中多余的废物都会通过尿液排出，另外具有内分泌的功能，它可以调节血

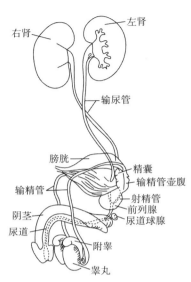

图16-4 男性泌尿生殖系统

压，能够促进内分泌的平衡状态。

二、常见的疾病表现

1.急性肾小球肾炎

该病发病人群多为青少年，可有上呼吸道感染前驱病史（如咽炎、扁桃腺炎），临床上可有血尿、蛋白尿、水肿、高血压。

2.肾病综合征

该病患者以典型的蛋白尿（24小时定量大于3.5g）、低蛋白血症、水肿及高脂血症为主要特点，可伴有血尿、高血压或肾功能损害，需行肾穿明确病理类型，常见局灶节段硬化型，膜性肾病等，光镜、电镜有相应表现。患者目前无法排除该诊断可能，必要时可行活检以明确。

3.尿毒症

当肌酐达707mmol/L以上，出现食欲缺乏、呕吐等症。常见于水肿、贫血、意识障碍。

4.肾结石

有腰腹部绞痛、恶心、呕吐、烦躁不安、腹胀、血尿等。如果合并尿路感染，也可能出现畏寒发热等现象。

5.肾肿

早期症状隐匿，多数患者无任何症状，如出现血尿、腰痛、腹部包块三者之一，肾癌多已进入中晚期。

三、就诊科室

肾内科；泌尿外科。

第十七章　盆腔与常见疾病

盆腔主要位于耻骨联合后方，主要包括直肠、膀胱、尿道及女性重要的内生殖器官。

第一节　直肠

一、解剖与功能

直肠位于盆腔后部，平骶岬处接乙状结肠，沿骶、尾骨前向下，至尾骨平面与肛管相连，全长 12 ~ 15cm，以腹膜反折为界，可将直肠分为上下两段。直肠与肛管交界处由肛柱和肛瓣形成一个齿状环称齿状线。直肠有排便、吸收和分泌功能。可以吸收少量的水、盐、葡萄糖和一部分药物；分泌黏液以利排便。在正常情况下，直肠内无粪便，肛管呈关闭状态。排便时，结肠蠕动，储存于乙状结肠内的粪便下行进入直肠，使直肠壶腹膨胀，引起便意和肛管内括约肌反射性松弛，机体自主松弛肛管外括约肌，同时屏气增加腹压，粪便排出体外。

二、常见的疾病表现

1. 肛周常见疾病

（1）痔病。外痔或混合痔常表现肛周便后肿物脱出，排便后可自行还纳或不还纳，便后滴血，鲜红色，手纸染血，伴有或不伴有

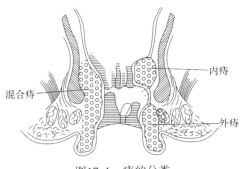

图17-1　痔的分类

排便疼痛。内痔往往表现为便血，便后滴血，手纸染血，血便分离（见图17-1）。

（2）肛瘘。常继发于肛周脓肿或感染后康复期，早期一般表现为肛周肿块逐渐增大伴疼痛，后经治疗或自行破溃形成经久不愈的窦道，患者常感肛周溢液或少量粪性物血性液体自窦道溢出。

（3）肛裂。常继发于长期便秘或短期内次数较多的腹泻患者，干结的粪便或反复腹泻导致肛管区域组织受损，形成肛裂。

（4）肛周脓肿。常见表现为肛周包块逐渐增大伴疼痛，表浅的脓肿常伴有局部红肿热痛，患者无法正常坐立，无法正常行走。

（5）肛周肿瘤。良性可见结核性、尖锐湿疣样、增生性、炎症性肿块等，可通过病理学检查得到确诊。恶性可见肛管鳞癌、恶性黑色素瘤、交界性肿瘤及来源皮肤的其他类肿瘤等。

2. 直肠常见疾病

（1）溃疡性直肠炎。局限性溃疡性直肠炎是溃疡性结肠炎的一个亚型，病变只限于直肠而不向上蔓延。其与溃疡性结肠炎的区别在于范围小和不发生癌变。特征性为下腹痛、便秘、少量出血的直肠炎的三联征。

（2）直肠癌。早期症状有大便习惯改变、大便带血、腹痛等主要症状，后面逐渐会有精神和食欲不振的现象出现。

（3）直肠息肉。便血为鲜血，被盖于粪便表面而不与其混合；息肉合并溃疡感染时，可有黏液血便和里急后重感；直肠息肉蒂较长时多可脱出肛外。

三、就诊科室

普外科；肛肠科；消化内科。

第二节　膀胱与输尿管

一、解剖与功能

膀胱是一个储尿器官，它是由平滑肌组成的囊状结构，位于人的骨盆内，其后端的开口与尿道相通，膀胱与尿道的交界处有括约肌，可以控制尿液排出。

输尿管左右各一条中端起于肾盂，在腰大肌表面下降，跨越髂总动脉和静脉，进入盆腔，沿盆腔壁下降，跨越骶髂关节前上方，在坐骨棘转折向内，斜行穿膀胱壁，开口于膀胱，全长 20 ~ 30 cm。输尿管的功能是输送尿液。

二、常见的疾病表现

1. 输尿管结石

疼痛通常为突然发生，并在短时间内发展至剧烈程度，表现为剧烈的放射性绞痛，绞痛呈阵发性发作并加重，并伴大汗、面色苍白、血压下降、心悸脉速等休克症状。疼痛剧烈常伴有消化道症状如腹胀、恶心、呕吐。

2. 膀胱肿瘤

血尿为膀胱癌最常见的首发症状，85% 的患者可出现反复发作的无痛性间歇性肉眼血尿。

3. 膀胱炎

现为尿频、尿急、尿痛、排尿不适、下腹部疼痛等，部分患者迅速出现排尿困难。尿液常混浊，并有异味，约 30% 可出现血尿。一般无全身感染症状，少数患者出现腰痛、发热，但体温常不超过 38.0℃。

三、就诊科室

泌尿外科。

第三节　卵巢、子宫及附件

一、解剖与功能

卵巢位于女性盆腔内，为成对的实质性器官。其主要功能是产生和排出卵细胞，分泌性激素，以促进女性性征的发育并维持之。一般而言，左、右卵巢每月交替排出一成熟卵子。

子宫是女性内生殖器官之一，它是一个空腔的肌性器官，位于骨盆中央。前面是膀胱，后面是直肠，下面和阴道连接，两侧有输卵管和卵巢。

输卵管为一对细长、弯曲的肌性管道，位于阔韧带上缘内，内侧与宫角相连通，外端游离呈伞状，与卵巢相近。全长 8 ~ 14cm，是精子和卵子相遇受精的场所，也是向宫腔运送受精卵的通道（见图17-2）。

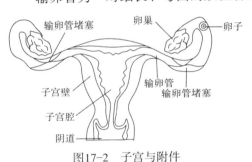

图17-2　子宫与附件

二、常见的疾病表现

1. 子宫肌瘤

月经多或不规则出血、下腹包块及疼痛等。

2. 子宫内膜异位症

痛经、慢性盆腔痛、月经异常、不孕以及性交疼痛。

3. 子宫内膜癌

出血、阴道排液、疼痛及腹部包块等证；极早期患者可无明显症状，仅在普查或妇科检查时偶然发现。

4. 卵巢囊肿

可触及中等大小的腹内包块，包块一般无触痛，往往能自盆腔推移至腹腔。

5. 输卵管堵塞

最常见的表现是不孕，输卵管起到运送精子、摄取卵子及将受精卵运送到子宫腔的重要作用，输卵管堵塞，阻碍精子与受精卵的通行，导致不孕或宫外孕。

6. 痛经

行经前后或月经期出现下腹部疼痛、坠胀。

三、就诊科室

妇科。

第十八章　脊柱和四肢与常见疾病

第一节　脊柱

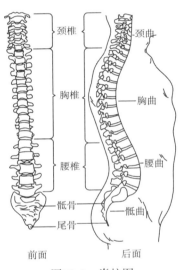

颈椎

胸椎

腰椎

骶骨

尾骨

颈曲

胸曲

腰曲

骶曲

前面　　　后面

图18-1　脊柱图

一、解剖与功能

人类脊柱由33块椎骨，借韧带、关节及椎间盘连接而成。脊柱上端承托颅骨，下联髋骨，中附肋骨，作为胸廓，腹腔和盆腔的后壁（见图18-1）。脊柱具有支持躯干，保护内脏，保护脊椎和进行运动的功能。

二、常见的疾病表现

1. 腰椎间盘突出症

该病限于脊柱，无疲劳感、消瘦、发热等全身表现，多为急性发病，多只限于腰部疼痛，活动后加重，休息后缓解；站立时常有侧曲。触诊在脊柱骨突有 1 ~ 2 个触痛扳机点，查血示血沉正常。

2. 腰椎退行性变

多见于老年，可有腰酸腰痛，X 线片可见椎间隙狭窄、骨质增生。

3. 腰肌劳损

患者有腰部劳损史或外伤史，出现腰酸腰痛，休息后可缓解，活动后症状加剧。

4. 颈椎病

神经根型颈椎病可因颈 5 神经根受到刺激出现肩部疼痛，往往有前臂及手的根性疼痛，且有神经定位体征，颈椎片有助诊断。

5. 脊髓型颈椎病

呈慢性进行性病程，肌萎缩局限于上肢，常伴有感觉减退，无延髓性麻痹。

6. 强直性脊柱炎

该病以青年男性多发，主要侵犯骶髂关节及脊柱，部分患者可出现以膝、踝、髋关节为主的非对称性下肢大关节肿痛。常伴有肌腱端炎，HLA-27 阳性。骶髂关节炎及脊柱的 X 线改变对诊断有重要意义。

三、就诊科室

脊柱外科；风湿免疫科。

第二节　四肢

一、解剖与功能

骨是一种器官，主要由骨组织（骨细胞、胶原纤维和基质）构成，外被骨膜，内容骨髓，含有丰富的血管、淋巴管及神经，不断进行新陈代谢和生长发育，并有修复、再生和改建的能力。根据在体内的部位骨可分为颅骨、躯干骨和四肢骨三部分。按形态不同，骨可分为长骨、短骨、扁骨和不规则骨四类（见图 18-2）。

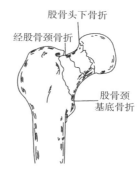

图18-2　股骨颈骨折的分类

二、常见的临床表现

1. 骨关节炎

该病在中老年人多发，主要累及膝、髋等负重关节，活动时关节痛加重，可有关节肿胀和积液。很少出现对称性近端指间关节、腕关节受累，无类风湿结节，晨僵时间短或无晨僵。ESR 多轻度增快，X 线片显示关节边缘增生或骨赘形成，晚期可由于软骨破坏出现关节间隙狭窄。

2. 痛风性关节炎

该病多见于中年男性，常表现为关节炎反复急性发作。好发于第 1 跖趾关节或跗关节，也可侵犯膝、踝、肘、腕及手关节。血清自身抗体阴性，血尿酸水平多增高。慢性重症患者可在关节周围和耳郭等部位出现痛风石。

3. 反应性关节炎

可有浅表无痛性小溃疡，急性起病，多有前驱感染史，多有渐进性加重的非对称性单关节或少关节炎，以下肢关节受累最常见，足小关节的腊肠指比较常见；

4. 肌腱端炎

以跟腱、足底肌腱、髌腱附着点及脊柱旁最常受累。皮肤黏膜病变，以手掌及足底的皮肤脂溢性角化症：眼损害；结膜炎、虹膜炎、角膜炎、角膜溃疡，可伴疲乏、肌痛、低热等一般症状。

5. 股骨头无菌性坏死

髋部和股骨近端疼痛，跛行，髋关节的活动受限。

6. 骨肿瘤

患处疼痛、肿胀或肿块、骨质破坏及功能障碍等。

7. 骨质疏松

老年女性可因雌激素缺乏，骨吸收增强而导致骨质疏松，全身骨骼疼痛常见，进一步查骨密度、骨 X 线片等有助诊断。

8. 肩关节周围炎

多见于 40 岁以上中老年人，以肩关节活动时疼痛、功能受限为其临床特点。

9. 下肢动脉病变

长期糖尿病患者多有大、中动脉粥样硬化，累及外周动脉以下肢动脉病变为主，通常表现为下肢疼痛、感觉异常及间歇性跛行，严重供血不足可导致肢体坏疽。

10. 下肢静脉曲张

病变的浅静脉表现为伸长、扩张和蜿蜒屈曲，呈蚯蚓样外观，以小腿内侧大隐静脉走行区明显。

11. 创伤性髋关节关节炎

髋关节是由股骨头及髋臼形成，股骨头骨折之后，在愈合的过程中，局部会形成骨痂。

12. 四肢骨折

因外力作用引起的四肢骨折及软组织损伤，常有出血、休克、肢痛、血肿形成、剧烈疼痛；肢体活动受限等表现。

三、就诊科室

骨科；风湿免疫科；血管外科。

参 考 文 献

［1］陈文彬，潘祥林. 诊断学［M］. 6版. 北京：人民卫生出版社，2004.

［2］李勇，俞宝明. 外科护理［M］. 3版. 北京：人民卫生出版社，2014.

［3］杨青敏. 老年慢性病居家护理指南［M］. 1版. 上海：上海交通大学出版社，2017.

［4］李小寒. 尚少梅. 基础护理学［M］. 4版. 北京：人民卫生出版社，2006.

［5］郑修霞. 妇产科护理学［M］. 4版. 北京：人民卫生出版社，2006.

［6］尤黎明. 吴瑛. 内科护理学［M］. 4版. 北京：人民卫生出版社，2006.